W0353368

MUSKELAUFBAU

Muskeln aufbauen
und Fett verbrennen -
Mit Krafttraining
und der richtigen Ernährung
zu deinem Traumkörper

Denis Koch

1. Auflage

Copyright © 2019
Denis Koch
Alle Rechte vorbehalten.
ISBN: 9781095565490

Inhaltsverzeichnis

Vorwort

Es ist immer wieder eine Überraschung! Die Leute fallen aus allen Wolken. Können es kaum glauben, starren mich ungläubig an. Doch dann weicht sofort der anfängliche Zweifel und ein erleichtertes, fast erlösendes Lächeln macht sich in ihrem Gesicht breit ...

„Das ist ja der Wahnsinn“, tönt es dann oft als nächste Reaktion.

Ein wenig fühle ich mich dann geschmeichelt. Doch es dauert nur den Bruchteil einer Sekunde, bis dieses Gefühl der klaren Einsicht Platz macht, dass es auch nicht ganz einfach war, das zu schaffen. Manche Menschen, die sich der plötzlichen Überraschung nicht entziehen konnten, fragen dann unsicher und mit spürbaren Zweifeln behaftet nach:

„Und kann ich das auch schaffen?“

„Ja, natürlich! Und es dauert auch gar

nicht so lange", antworte ich dann als Profi, schenke meinem Gegenüber dabei ein zuversichtliches Lächeln und füge noch hinzu:

„Dann wollen wir mal loslegen!"

Dieses oder ein ähnliches Gespräch führe ich heute in meiner Funktion als **Fitness-trainer** in einem Sportcenter regelmäßig.

Über welches Thema?

Über meine Figur.

Denn obwohl ich heute hauptberuflich als Fitnesstrainer und Ernährungsexperte tätig bin, sah ich nicht immer so aus. Und das ist ernst gemeint. Da aber auch ich früher in jüngeren Jahren ***mit so einigen überflüssigen Pfunden am Bauch zu kämpfen*** hatte, ist mir die Situation vieler Menschen sehr bewusst.

Als verantwortungsbewusster Fitnesstrainer bin ich nicht nur derjenige, der die Kunden einweist und ihnen erklärt, wo und wie sie dies oder das trainieren können. Nein, ich bin auch dafür zuständig, dass die Menschen ein *Bewusstsein für ihren Körper entwickeln* und selbst die Einsicht erlangen, wie wichtig es ist, Körperfett abzubauen. Das ist wichtiger als jeder anonyme Ratgeber: **Selbstbewusstsein entwickeln**.

Schafft man das, schafft man auch den Rest, wenn man dabei bleibt.

Natürlich weiß ich als Ernährungsexperte, dass die Gesellschaft alles andere als jenen gnädig gesonnen ist, die wirklich abnehmen wollen. Die ***„Diät-Industrie"*** ist in den letzten Jahrzehnten auch dank der Verbreitung durch das Internet stark gewachsen. Es vergeht kein Tag, an dem man nicht entweder direkt oder aber versteckt viral auf diese oder jene Diät eingeschworen werden soll.

Es wird den Menschen, die sich die Bedeutung des Themas für ihr Leben noch nicht bewusst gemacht haben, in den Medien viel suggeriert. *Viel Falsches* ... z. B. auch, dass es möglich sein, nur am Bauch abzunehmen, das lästige Bauchfett, den

„Bierbauch“ weg zu fasten.

Das ist physiologisch gesehen Unsinn. Zahlreiche Studien und auch meine eigenen Erfahrungen haben immer wieder gezeigt, dass es unmöglich ist, nur am Bauch lokal Fett zu verbrennen. Abnehmen funktioniert nur als ganzheitliches Vorhaben. Und **„Ganzheitlichkeit“** bedeutet, dass derjenige, der abnehmen will, auch andere Faktoren seines Lebens berücksichtigen muss.

Genau das ist es, wofür ich die Menschen sensibilisieren möchte: Nämlich „gegen“ das trügerische Gefühl, sich und die Dinge als „isoliert“ zu betrachten. Je mehr wir über die ***Vorgänge in unserem Körper*** in Erfahrung bringen, je mehr wir über die Zusammenhänge der Natur im Allgemeinen wissen, desto gesünder können wir leben.

Diese Weisheit stammt nicht von mir. Sie ist uralt und war schon unseren Vorfahren bekannt. Nur haben wir sie vergessen, wurde sie gewissermaßen in Vergessenheit „konsumiert“. Stichwort ***„Konsum“***.

Entscheidend für erfolgreiches Abnehmen ist die **Ernährungsweise** des Menschen. Dabei gilt es zu lernen, dass sehr vieles, das heute in der Regel als Nahrung konsumiert wird, schlichtweg schädlich ist. Aus diesem Grunde bin ich auch als Ernährungsberater tätig. ***Ganzheitliches Handeln zugunsten der Gesundheit von Körper und Geist ist mein inniges Anliegen.***

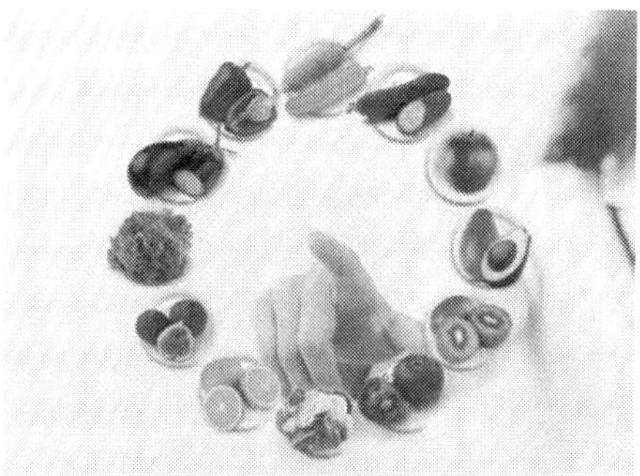

Aber das war nicht immer so!

Davon kann ich ein Lied singen, auch wenn man es mir heute nicht mehr ansieht. Das erstaunt viele Menschen. Es ist eine Tatsache, dass es häufig bestimmte Ereignisse bedarf, um sich einer Sache, einer Situation, eines Umstandes bewusst zu werden. Nur darüber zu reden, reicht nicht aus.

Als Kind war ich überaus fettleibig, was mich anfangs nicht weiter störte, war meine ganze Aufmerksamkeit doch auf andere äußere Dinge gerichtet. Erst ein bestimmtes Ereignis in meiner Jugendzeit brachte die Veränderung. Ganz plötzlich erwuchs in mir das Bewusstsein, etwas gegen mein Übergewicht und meine Fettleibigkeit tun zu müssen. Es kam mir wie ***das Läuten von tausend Alarmglocken*** auf einmal. Es war tatsächlich einer jener Weckrufe, die man manchmal im Leben vernimmt.

Ich war damals auf Klassenfahrt am Meer. Es war ein wunderschöner sonniger Tag. Ich kann mich erinnern, dass ich mich einfach toll fühlte. Dann ging es darum, Beachvolleyball zu spielen und die Mannschaften aufzustellen. Wie immer war es ein Gerangel um die besten Positionen und ein Durcheinander. Jeder kennt das aus seiner eigenen Jugendzeit.

Doch dieses Mal war etwas anders. Als die Spieler in die Mannschaften gewählt wurden, blieb ich außen vor. Irgendwie schienen sich ***alle gegen mich verschworen*** zu haben. So kam es mir vor.

Schließlich fasste ich Mut und stellte meine Mitschüler zur Rede, was los sei. Die Antwort an diesem sonnigen Morgen am Meer war so kurz wie schockierend für mich. Sie lautete:

„Ach, Du mit Deinem Speck! Nimm erst mal ab!“

Was war los?

Ich verstand es nicht. Ich dachte in diesem Moment, die ganze Welt hätte sich gegen mich verschworen. Es war so, als würde ich im Sand unter mir versinken und könnte nichts, aber auch gar nichts dagegen tun. Mir wurde fast schwindelig, kann ich mich erinnern, und ich rannte hastig weg von der Gruppe, um mich irgendwo bei den Umkleidekabinen zu verstecken und schluchzend mit ***meinem Schicksal zu hadern***.

Aber deutlicher konnte es nicht geschehen.

Dann begann ich so manche Diät zu machen. *Ich war fast wie besessen.* Noch mal wollte ich nicht auf so krasse Weise abgelehnt werden. Die Folge war eine fast andauernde ***Frustration***. In meinem Erwachsenenleben dann musste auch so manche Beziehung darunter leiden. Ich wollte abnehmen. Nur das: ***Weg mit dem Speck!*** *Das war meine Lebensdevise. Doch es klappte nicht, wie ich wollte.*

Allerdings hatte ich Glück, denn hinzukam bei mir ein wachsendes Bewusstsein für gesunde ausgewogene Ernährung. Wobei gerade diese Umstellung mich anfangs vor eine besondere Herausforderung stellte. *Das* ***gesellschaftliche Umfeld*** *war einfach nicht vorhanden.* Wenn man essen ging, musste es halt nicht selten ein Schnellrestaurant der großen Fastfood-Kette sein. Schließlich gingen da die anderen ja auch hin. Mein **Bewusstsein für gesunde Ernährung** musste sich erst nach und nach entwickeln.

Irgendwann begann ich mit meiner bewussten Lebenshaltung auch andere Menschen kennenzulernen, die auf meiner Seite waren und mich sogar unterstützten. Das war wie ein Startschuss in ein neues Leben.

Schließlich gelang mir der Durchbruch und ich konnte die Gründe herausfinden, warum es bis dahin mit dem Abnehmen nie richtig klappte. *Ich wollte nur die Pfunde am Bauch loswerden*, war besessen davon so athletisch auszusehen, wie meine damaligen Mitschüler. Darauf lag mein Fokus.

Doch ich vergaß, dass es beim Abnehmen grundsätzlich um eine veränderte, d. h. **reduzierte Kalorienzufuhr** geht. Sie ist das Wichtigste bzw. das alles Entscheidende. Dann nimmt man automatisch und vor allem am gesamten Körper ab. Wie diese verminderte Kalorienzufuhr erzielt wird, d. h., welche Methoden man anwendet, um das gewünschte Ziel zu erreichen, steht wiederum auf einem anderen Blatt geschrieben. Da kommt z. B. ein **effektives Intervallfasten** infrage, bei dem man seinen Lebenswandel nicht vollständig umstellen muss.

Ein Grund für viele Menschen, Diäten nicht über längere Zeit durchzuhalten, ist gerade die Frage der Umstellung. Aber auch ein minimalistischer Lebensstil ist eine effektive Lösung ...

Da ich ohnehin als Erwachsener immer einen ganzheitlichen Denkansatz verfolgte, kam mir der **Minimalismus** gerade recht. Er war gewissermaßen die „organische" Lösung für mich. *Das Leben entrümpeln bedeutet auch,* ***seinen Körper zu entrümpeln****. Und das bedeutet Ernährungsumstellung und schließlich Abnehmen.*

Das ist es, was ich nur bestätigen kann. Aus eigener **Erfahrung** heraus. Und genau das ist es, was ich den Menschen rate, die ins Sportcenter kommen und abnehmen wollen.

Das, was sie im Fernsehen gesehen haben, hat sie beeindruckt, ja fasziniert. Da sind starke muskelbepackte Männer, die mit schwersten Fitness-Geräten geradezu zu spielen scheinen. Alles, was es scheinbar braucht, sind tägliche Sporteinheiten und viel Gewicht, das man heben kann.

Die Wirklichkeit ist anders, ganz anders.* WIE, *das möchte ich dir im Folgenden zeigen.

Einleitung

Der **Stoffwechsel** besteht aus komplexen Prozessen, die nicht nur die Fettverbrennung direkt betreffen.

Anabole und katabole Prozesse betreffen auch den Muskelaufbau selbst.

Jegliche, wie auch immer geartete *Steigerung deiner körperlichen Leistungsfähigkeit*, und sei es durch einen Spaziergang, ist aufs Engste mit dem **Metabolismus** verbunden, der allerdings ***ausgewogen*** sein muss, soll er als Grundlage eines ***erfolgreichen Muskulatur-Aufbaus*** dienen.

Was aber musst du genau tun, um einen ***Muskelaufbau effektiv und nachhaltig*** *zu bewirken?*

Bei den nachfolgenden Erläuterungen wird grundsätzlich davon ausgegangen, dass sich dein ***Stoffwechsel bereits im Gleichgewicht*** befindet und du dich nunmehr ganz gezielt dem Thema „**Mus-**

kelaufbau“ widmen kannst.

Das bedeutet, dass du dir diese zwei Fragen stellen musst:

1. Welches ***Training*** *ist notwendig, damit ich Muskeln aufbauen kann?*

2. Welche ***Ernährung*** *wähle ich, um meinen Muskelaufbau effektiv zu unterstützen?*

Daran knüpft sich eine weitere Frage an, die du bei deinen Bemühungen Muskeln aufzubauen immer im Hinterkopf behalten musst:

3. Welche ***Fehler*** *kann ich beim Muskelaufbau machen?*

Wie du bereits erfahren hast, unterteilt man den Stoffwechsel hauptsächlich in **Anabolismus und Katabolismus**.

Da dein Körper aufgrund spezifischer *Hormonausschüttungen* nicht gleichzeitig anabol und katabol tätig sein kann, d. h. ***Energieaufbau und Energieabbau***

„nicht" parallel möglich sind, kannst du immer nur *entweder Muskeln aufbauen oder abbauen.* Beide gleichzeitig geht nicht.

Das ist wichtig zu wissen. Denn nimmst du gerade eine Speise zu dir, kommt es zu ***anabolen Stoffwechselprozessen*** in deinem Körper. Aus der ***Verstoffwechselung*** der aufgenommenen Nahrung entsteht letztlich **Energie**, die auch für den Muskelaufbau verwendet wird.

An dieser Stelle ist es sinnvoll, die bekannte Volksweisheit zu erwähnen, die lautet:

„Nach dem Essen soll man ruhen oder aber, tausend Schritte tun".

Tatsächlich drücken diese Worte den *Zwiespalt* aus, in dem du dich in gewisser Weise nach der ***Nahrungsaufnahme*** befindet. Die Stoffwechselzyklen sind, wie an anderer Stelle erwähnt, *„Grenzgänger"*.

Das stellst du fest, wenn du dir folgende Tatsachen bewusst machst: Wählst du die

Ruhepause nach dem Essen, weil du müde geworden bist, wird dein Körper damit beginnen, **Fettgewebe aufzubauen**, da deine *Muskeln nicht gebraucht* werden.

Entscheidest du dich dagegen für einen längeren *Spaziergang* nach dem Essen o-der eine sonstige ***körperlich anstrengende Tätigkeit*** (oder *Sportübung*), wird dein Körper durch die Motorik dazu angeregt, die durch die anabolen Prozesse gebildete **Energie in die Muskeln weiterzuleiten**.

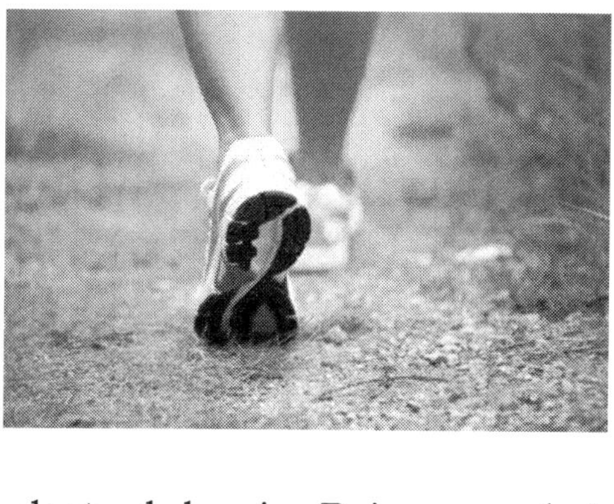

Denn dort, d. h., in Beinen und Armen, wird die Energie je nach Anstrengungsgrad benötigt. Die ***Fettdepots*** deines Körpers werden dagegen ***„nicht" oder nur geringfügig bedient*** werden.

Hauptsächlicher Nutznießer der Bewegung ist dein **Muskelgewebe**, was bedeutet, dass du *weniger Fett ansetzen* wirst. So kann man zu der Aussage kommen:

Muskeln sind Schlankmacher!

Der Muskelaufbau führt dazu, dass du entweder *nicht mehr an Fett zunimmst oder aber sogar Fett verlierst.* Das kommt dann auf die Art und Weise des Muskelaufbaus an. Doch dazu noch Genaueres im Verlaufe dieser Erläuterungen.

Tatsächlich sind deine **Muskeln** deine ***körpereigenen Fettverbrenner***, denn sie sind im Falle der Kalorien- oder Energieverbrennung im ***katabolen Modus***. Auch wenn du dich nicht bewegst, liegst oder sitzt, dienen deine Muskeln der Fettverbrennung.

Das liegt an der ***muskulären Grundspannung***, auch **Muskeltonus**, genannt. Durch diese Grundspannung, die jeder noch so kleine Muskel im Körper hat, wird *ständig Energie verbraucht.*

Aus diesem Grunde gilt folgende **Grundformel**:

Je mehr Muskelmasse du besitzt, desto mehr Energie verbrauchst du.

Diese Formel hast du eventuell im ***Kontext der Stoffwechselbeschleunigung***, von TEA und NEAT bereits als „**Grundumsatz**" kennengelernt. *Erhöhst du deine Muskelmasse, erhöhst du ganz einfach deinen Grundumsatzwert.*

Beim ***Muskelaufbau*** steht natürlich **TEA, „Thermic Effect of Activity"** im Fokus. Dein Körper hat im ***Ruhezustand*** (**NEAT, „Non-Exercise Activity Thermogenesis"**) einen geringeren Energiebedarf als im Zustand der Aktivität.

Den Zustand der Aktivität drückt **TEA** aus, denn die **Thermogenese** bedeutet, wie an anderer Stelle erläutert, die ***Verbrennung von Kalorien bzw. die Freisetzung von Energien***, die der Körper gespeichert hat.

Dadurch wird bekanntlich wiederum der

Stoffwechsel angeregt. Nimmt deine Muskelmasse z. B. ab, weil du dich nicht regelmäßig ausreichend bewegst, ***sinkt auch dein Grundumsatzwert***. Das liegt daran, dass das *Fettgewebe in deinem Körper einen geringen Energieverbrauch hat als dein Muskelgewebe.*

Kannst du dagegen deinen ***Grundumsatzwert steigern***, *nimmst du schneller ab*, wobei es dir gleichzeitig auch leichter fällt, dein *Gewicht zu halten.*

Bist du körperlich aktiv, betreibst du Sport oder regelmäßiges Muskeltraining, kannst du zudem ***mehr essen, ohne Gefahr zu laufen zuzunehmen***. Es gilt die Formel, dass deine Muskeln durchschnittlich etwa ***ein Viertel der Energie*** benötigen bzw. verbrauchen, die dein Körper verstoffwechselt.

Diese *miteinander verbundenen, metabolischen Prozesse*, die im Körper ablaufen, zeigen deutlich auf, dass es empfehlenswert ist, einen ***Muskelaufbau nicht planlos*** zu betreiben.

Selbst wenn du regelmäßig Sport treibst, du kannst die Ergebnisse deiner Bemühungen um mehr Muskelmasse leicht zunichtemachen, wenn du ohne weitere ***Kenntnisse um deine Körperprozesse*** vorgehst. Sport zu treiben, ohne Rücksicht auf andere Faktoren zu nehmen, ist **kontraproduktiv**.
Es ist so auch überaus wichtig, immer ein Auge auf die richtige **Ernährung** zu werfen. Deine Ernährung ist der große ***Komplementärfaktor zu deiner körperlichen Aktivität***.

Täglich zu joggen, nur um anschließend *Fast- oder Junk-Food* zu sich zu nehmen, ist natürlich ein No-Go. Zur ***richtigen Ernährungsweise***, die deinem Muskelaufbau zugutekommt, wirst du später noch mehr erfahren.

Doch kommen wir nun zum **Muskelaufbau** selbst. Wenn du Muskeln aufbauen willst, kommst du um ein ***effektives Muskelaufbautraining*** nicht herum.

Und auch hier gilt es, einige **Regeln** einzuhalten und keine **Fehler** zu machen, die sich tatsächlich leicht einschleichen können, zumal, wenn du mit derartigen Übungen nicht vertraut bist.

Wie du deine Muskeln aufbaust

Dass man Muskeln braucht, um schwer zu heben oder lange Strecken zurückzulegen, ist klar. Doch wenn von „**Muskeln**“ gesprochen wird, sollte man sich darüber im Klaren sein, dass Muskeln, wie auch die Haut, ein „***Organ***“ sind.

Man nennt dieses Organ medizinisch „***kontraktil***“, da seine wesentliche Funktionsweise in einer ***Abfolge von Kontraktion und Relaxation***, also *Zusammenziehung und Entspannung*, besteht.

Dadurch ist es mit dem **Herz** vergleichbar, dessen *systolische und diastolische Phasen* auch eine ***typische Muskelaktivität*** darstellen.

Sowohl Herzschlag als auch Muskelbewegung dienen der ***aktiven Fortbewegung***. Ohne Herzschlag könnten wir nicht leben, ohne Muskeln uns nicht bewegen. Insofern ist der ***Aufbau von Muskelmasse*** eine „**Lebensprojekt**“.

Ausgestattet mit dem **Mindset**, dass deine Muskeln ein ***lebenswichtiges Organ*** sind, lässt es sich dann auch leichter an das vielleicht zu Beginn ***gewöhnungsbedürftigen Muskeltraining*** gehen.

Muskelaufbau bezeichnet die ***Steigerung der Muskelmasse*** bzw., genauer gesagt, die sogenannte „**Muskelquerschnittvergrößerung**“. Diese wird medizinisch als „*muskuläre Hypertrophie*“ bezeichnet.

Viele Menschen, für die ein gezielter Muskelaufbau eigentlich infrage käme, fühlen sich oft ***abgeschreckt*** von dem **Negativ-Image**, das noch aus den 1980er Jahren stammt und wichtiges Muskelaufbautraining mit teilweise *absurdem, weil medial übertriebenem „**Bodybuilding**“* gleichsetzte.

Heutzutage kann man den Aufbau der Muskelmasse ganz einfach in jedem **Fitnessstudio** betreiben, ohne gleich die Figur eines *Arnold Schwarzenegger* anstreben zu müssen.

Die **Gründe**, die einen Menschen veranlassen, einen gezielten Muskelaufbau zu betreiben, sind ***verschiedenartig***.

Oft dient das „Bodybuilding“ **ästhetischen Zielen**. Wer nicht aussehen möchte wie Superheld XY, sondern die Steigerung seiner Muskelmasse beabsichtigt, um so seine ***körperliche Leistungsfähigkeit*** im Alltag erhöhen zu können oder aber ***gesundheitliche Absichten*** verfolgt, kann sich ruhigen Gewissens einem *planmäßigen Muskelaufbautraining* unterziehen.

Anatomische Grundlagen

Doch zunächst einige *anatomische Grundlagen* zum Muskel, der sich aus mehreren sogenannten **„Muskelfaserbündeln“** zusammensetzt, die ihrerseits aus mehreren **Muskelfasern** gebildet werden.

Eine einzelne **Muskelfaser** besteht aus wiederum einer Anzahl von sogenannten „***Sarkomeren***“, unter denen man die *kleinsten funktionellen Einheiten der menschlichen Skelettmuskulatur* versteht.

Wichtig ist, dass diese **Sarkomere** aus ***Proteinen*** gebildet werden. Sarkomere enthalten die *kontraktilen Muskelelemente bzw. Struktur- oder Motorproteine* ***Aktin*** und ***Myosin***, die für **Kontraktion und Relaxation deiner Muskeln** verantwortlich sind.

Wenn du also die Absicht hast, Muskeltraining zu absolvieren und, medizinisch ausgedrückt, die weiter oben bereits genannte **„muskuläre Querschnittvergrößerung"** bewirken willst, kannst du auf zwei verschiedene Weisen vorgehen, d. h. durch die

- ***sarkomere Hypertrophie*** oder
- ***sarkoplasmatische Hypertrophie.***

Sarkomere Hypertrophie

Wenn du **Krafttraining** machst, kommt es natürlich zu einer sehr ***intensiven Belastung deiner Muskeln***. Dabei kann es vorkommen, dass du deine Muskeln zu stark belastest.

Wird ein **Muskel mechanisch überlastet**, kommt es zu einer ***Störung in der Muskelfaserstruktur***, sowie in der ***extrazellulären Matrix***, die unter anderem für die *Formgebung deiner Muskeln*, für ihre *Elastizität*, aber auch die *Zugfestigkeit deiner Knochen und Sehnen* zuständig ist.

Du nimmst diese Störung in Form von **Muskelschmerzen** wahr. Daraufhin löst dein Körper eine ***Anpassungsreaktion*** aus, die ihn *vor möglichen zukünftigen Muskelbelastungen schützen* soll.

Er produziert **mehr Sarkomere**, die parallel zu den bereits existenten Sarkomeren entstehen, wodurch einzelne Muskelfasern vergrößert werden. Das Ergebnis ist die genannte ***muskuläre Querschnittvergrößerung***.

Du setzt mit anderen Worten **Muskelmasse** an.

Sarkoplasmatische Hypertrophie

Eine **muskuläre Querschnittvergröße-**

rung kann nicht nur durch die Vermehrung kontraktiler Elemente, sondern auch durch die ***Zunahme sogenannter „nicht-kontraktiler" Elemente*** erfolgen.

Auf den **trainingsbedingten sarkoplasmatischen Muskelaufbau** hat z. B. ***Glykogen*** bedeutsamen Einfluss, das von deinem Körper zur ***Energiespeicherung*** verwendet wird.

Dieses Kohlenhydrat sammelt sich im Sarkoplasma, wobei ***1 g Glykogen etwa 3 g Wasser binden kann***. Nimmt die Wasserbindung in deinen Muskeln zu, erhöht sich gleichzeitig dein **Muskelvolumen**, also vergrößert sich auch der muskuläre Querschnitt.

Der **sarkoplasmatische Muskelaufbau** wird primär durch die ***metabolische Erschöpfung der Muskeln*** in Gang gesetzt. Diese metabolische Erschöpfung bedeutet mit anderen Worten, dass ein Muskel seinen ***gespeicherten Energievorrat verbraucht*** hat.

Bei der **sarkomeren Hypertrophie** wird

der Muskelaufbau also durch eine ***Zunahme der Sarkomere***, während bei der **sarkoplasmatischen Hypertrophie** der Querschnitt der Muskeln durch die ***Vergrößerung der extrazellulären Matrix bzw. des Bindegewebes***, verursacht wird.

Es gibt weitere Möglichkeiten, einen **Muskelaufbau** zu bewirken, wie z. B. durch die sogenannte „***Hyperplasie***". Dabei handelt es sich um die ***Zunahme der Muskelfasermenge***, wodurch sich auch eine Muskelquerschnittvergrößerung ergeben kann.

Jedoch konnte bisher medizinisch und in Studien nicht festgestellt werden, dass eine Hyperplasie strahlungsbedingte Ursachen haben kann. Nur bei ***Tieren*** konnte eine derartige ***Muskelquerschnittvergrößerung*** nachgewiesen werden.

In der Regel kommt es bei Menschen, die erst mit Krafttraining und Muskelaufbau beginnen zu **deutlich messbaren Leistungssteigerungen**, die jedoch vielleicht anders als vermutet *nicht auf eigentliches Muskelwachstum zurückzuführen* sind.

Stattdessen werden solche **Steigerungen der Leistungsfähigkeit** in den ersten 6 Wochen des regelmäßigen Trainings durch ***neuronale Verbesserungen in der Muskulatur*** bewirkt.

Erst ***nach 6 Wochen*** kann man, wie medizinisch in Studien nachgewiesen, mit einem **mess- und sichtbaren morphologischen Muskelaufbau** rechnen.

Weitere Faktoren des Muskelaufbaus

Tatsächlich ist der **Muskelaufbau** ein ***komplexer Prozess***, der noch von weiteren sehr wichtigen Faktoren abhängig ist.

Wer denkt, dass Muskelaufbau allein durch ***regelmäßiges Aufbautraining*** und einer entsprechend ***Muskelfördernden Ernährungsweise*** erreicht werden kann, irrt leider.

Zwar sind Training und Ernährung eine wesentliche Komponente, auf die weiter unten noch genauer eingegangen werden wird, doch gibt es auch **beeinflussende**

Faktoren, wie z. B. ***genetische Prädispositionen***.

Das soll natürlich nicht bedeuten, dass es den *„geborenen" Bodybuilder* gibt. Dennoch aber gibt es ein **genetisch determiniertes Muskelfaserwachstum**, was ebenfalls berücksichtigt werden muss.

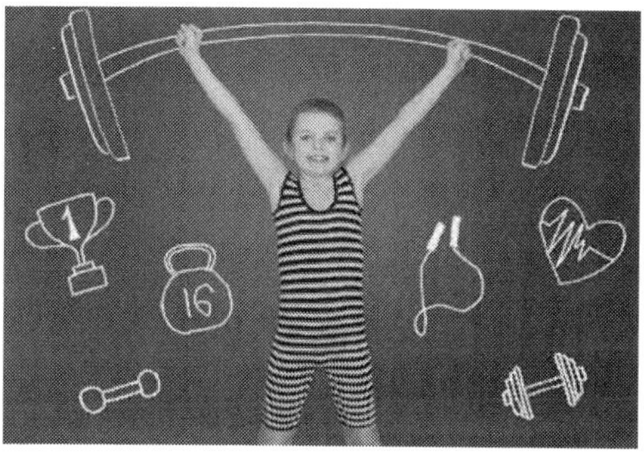

Dafür ist es wichtig zu wissen, dass Menschen verschiedenartige Muskelfasertypen haben können. Jeder Mensch besitzt also einen **Muskelfasertyp**, der ***besser oder schlechter für Muskelaufbautraining geeignet*** ist.

Es gibt zwei Typen von Muskelfasern, d. h. ***Typ I und Typ II***.

Muskelfasern vom Typ I werden häufig

auch als sogenannte ***„Slow-Twitch-Fasern“*** bezeichnet, die einen ***erhöhten Myoglobin-Anteil*** aufweisen und zudem ***stark kapillarisiert*** sind, d. h. viele Blutadern haben, die unter dem Mikroskop „rot“ erscheinen. So nennt man diese Fasern auch zusammenfassend ***„rote“ Muskulatur***.

Sie haben einen großen **Vorteil** gegenüber anderen Muskelfasern: Sie ermüden nur sehr langsam, werden daher sogar als „***ermüdungsresistent***“ bezeichnet, weshalb sie für ***ausdauernde Kraftübungen*** für den Muskelaufbau ideal sind.

Ihr **Nachteil** ist, dass sie ***nicht sehr „schnell“ agieren*** und außerdem nicht für einen großen Muskelaufwand geeignet sind. Sie sind also ***primär langfristig ausdauernd***.

Muskelfasern vom Typ II werden im Gegensatz zum „langsamen“ Typ I als ***„Fast-Twitch-Fasern“*** bezeichnet. Sie sind ***nicht so stark kapillarisiert*** und verfügen auch nur über ***wenig Myoglobin***, weshalb sie unter dem Mikroskop als

„weiß“ erscheinen und daher auch ***„weiße“ Muskulatur*** genannt werden.

Doch Muskelfasern dieses Typs sind zu weitaus ***höheren muskulären Spannungen*** in der Lage. Außerdem sind sie, wie es ihre Bezeichnung verrät, ***„schneller“*** als die Fasern vom Typ I. Das prädestiniert sie für ***hohe Kraftleistungen*** und sogenannte ***„schnellkraftbezogene“ Aktivitäten***.

Leider ***ermüden*** sie schneller als Muskelfasern vom Typ I und sind daher eher ***ungeeignet***, wenn es darum geht, ***ausdauernde Muskelleistungen*** zu erbringen.

Obwohl es nur zwei Haupttypen gibt, spricht man auch von einer Mischform oder einem **„Intermediärtyp“**. Dieser „dritte“ Typ wird manchmal auch als ***Typ IIa oder Typ IIb*** bezeichnet. Man charakterisiert diesen Intermediärtyp als ***„sehr schnell zuckend“***.

Wie viele Muskelfasern ein Mensch anteilig vom Typ I und II in seiner Muskulatur hat, ist in erster Linie **genetisch bedingt**.

Durchschnittlich enthält ein menschlicher Muskel etwa ***gleich viele Fasern beider Typen***.

Es gibt allerdings auch Menschen, die einen **höheren Anteil an Typ I** Fasern besitzen. Das sind z. B. erfolgreiche ***Langstecken-Läufer***, wogegen ***Sprinter***, die sehr schnell beschleunigen müssen, hauptsächlich über **Fasern vom Typ II** verfügen.

Hinzu kommt, dass bestimmte **Muskelarten** für mehr Anteile eines der zwei Muskelfasertypen **genetisch prädestiniert** sind. Der ***Wadenmuskel m. Soleus*** z. B. verfügt über etwa *80 % Typ I Fasern*, während der ***Oberarmmuskel m. Trizeps brachii*** etwa *60 % Fasern vom Typ II* aufweist.

Außerdem ist die **Wachstumsrate** der *Muskelfasern vom Typ II erheblich höher als die der Typ II Fasern.* Das wiederum bedeutet, dass Menschen, die aus genetischen Gründen über mehr Typ II Muskelfasern verfügen, gleichzeitig auch eine ***potenziell höhere Muskelwachstumsrate*** mitbringen.

Hormone sind ein weiterer wichtiger Faktor, wenn es um die Fragen des Muskelaufbaus geht. Auch sie können das individuelle *Muskelwachstum beeinflussen.* So wird z. B. das Gleichgewicht der menschlichen Proteine, die sich in den Muskeln befinden, teilweise durch das ***neuro-endokrine System*** beeinflusst.

Man hat festgestellt, dass verschiedene Hormone das dynamische Gleichgewicht zwischen den zwei Hauptzyklen des Stoffwechsels, also ***Anabolismus und Katabolismus***, verändern können, wodurch eine *verringerte oder erhöhte Ausschüttung des Muskelproteins* gesteuert wird.

Testosteron, das „Männerhormon" schlechthin, gehört sicherlich auch zu den bekanntesten *hormonellen Stoffen*, die mit Krafttraining in Zusammenhang gebracht werden.

Testosteron ist ein sogenanntes „**Steroidhormon**", das der Körper aus ***Cholesterin*** herstellt. Es hat eine äußerst ***anabole***

Wirkung, d. h. es fördert den Muskelaufbau sehr stark.

Man schreibt die anabole Wirkung von Testosteron teilweise seiner Eigenschaft zu, die ***Proteinsyntheserate*** im Körper zu steigern und dadurch den Abbau von Proteinen zu verhindern.

Männer verfügen aufgrund ihrer natürlichen **genetischen Prädisposition** über 10-mal mehr Testosteron als Frauen, was als eine der Hauptursachen für die ***unterschiedliche Muskelkraft von Männern und Frauen*** vermutet wird.

Bevor noch Insulin als weiterer Muskelaufbau-Faktor erläutert wird, sei kurz der sogenannte **„Insulin-like growth factor 1 (IGF-1)"** erwähnt. Dieser strukturell gesehen ***Insulin-ähnliche „Wachstumsfaktor 1"*** stellt ein ***homologes Peptid*** dar, das für die *intrazelluläre Signaltransmission* verantwortlich ist.

Das geschieht über zahlreiche Signalwege, wobei die sogenannten „**Signalkaskaden**", die durch das Peptid bewirkt werden, sowohl ***anabole als auch anti-katabole Folgen*** für die Muskulatur haben. Das bedeutet, dass sie das *Muskelgewebewachstum fördern und den Muskelabbau hemmen.*

Insulin ist ein ***Peptidhormon***, das in der *Bauchspeicheldrüse* produziert wird und den ***Glukose-Metabolismus*** reguliert. Dafür muss es Glukose in Form von ***Glykogen*** in den *Muskeln* und in der *Leber* abspeichern.

Obwohl die Wirkungsweise dieses Peptidhormons auch ***anabol*** ist, führt man den Einfluss von Insulin auf den Muskelaufbau hauptsächlich auf seine ***hemmende Funktion beim Proteinabbau*** zurück.

Das Muskelwachstum kann auch durch das **Alter eines Menschen** beeinflusst werden. Bereits im frühen Jugendalter kann es zu einer ***muskulären Hypertrophie*** kommen.

Aufgrund des **steigenden Testosteronspiegels** bei jungen Männern ist die *Muskelaufbaurate potenziell erhöht.* Wird dies durch ***sportliche Aktivität*** unterstützt, verstärkt sich der *Muskelaufbau* nochmals.

Im Allgemeinen erreicht der **Aufbau des Muskelgewebes** im Alter ***zwischen 20 und 40 Jahren seinen Höhepunkt***.

Ist dieses Alter **überschritten**, beginnt der menschliche Körper damit, ***jährlich etwa 0,5 %*** der aufgebauten Muskelmasse wieder ***abzubauen***. Über 50 Jahren beträgt dieser ***Verlust an Muskelmasse sogar 1–2 % pro Jahr***.

Vollkommen wettzumachen ist dieser Verlust nicht. Man kann ihn aber durch **regelmäßiges Krafttraining im Alter** abschwächen und wieder Muskelgewebe aufbauen. Betroffen von diesem Verlust sind besonders ***Muskelfasern vom Typ II***.

Der letzte hier zu nennende Faktor ist das **Geschlecht** des Menschen. Aufgrund genetischer Prädisposition verfügen ***Frauen grundsätzlich über weniger Muskelmasse als Männer***. Das gilt bezogen auf das Körpergewicht sowohl ***absolut als***

auch relativ.

Das bereits oben genannte ***Testosteron*** spielt als Hormon dabei eine besonders wichtige, wenn nicht die größte Rolle.

Grundlagen des Muskelaufbautrainings

Wie sieht das **optimale Training** für den Muskelaufbau aus? Gewiss, es werden viele Trainingsmethoden angeboten, doch *worauf gilt es zu achten*, bevor man sich für die eine oder andere Variante entscheidet?

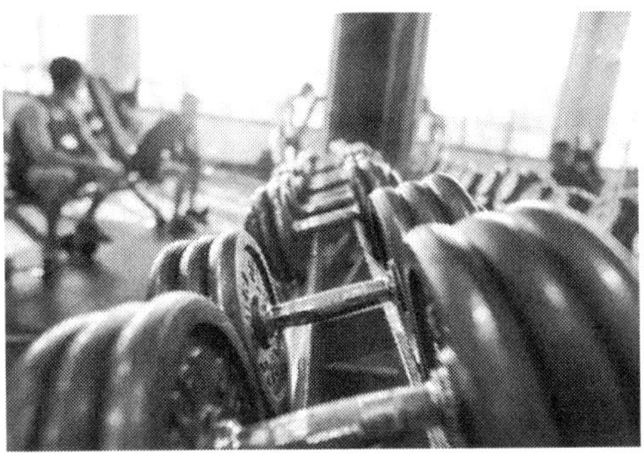

Tatsächlich ist die **mechanische Spannung**, die auf einen Muskel ausgeübt wird, einer der wichtigsten Faktoren, bei der durch Training bewirkten ***Hypertrophie***.

Sogenannte „**Mechanosensoren**" reagieren sensitiv auf die ***Intensität*** der Spannungseinwirkung, aber auch für die ***Dauer*** der Muskelbelastung.

Der ausgelöste **metabolische Stress** führt dann dazu, dass es zu einer vermehrten Transmission von interzellulären Signalen kommt, die die entsprechenden ***hypertrophen Veränderungen bzw. Anpassungen*** bewirken. Jedoch muss die **Intensität** der muskulären Belastung ***hoch genug*** sein, um einen *entsprechenden intramuskulären Reiz* zu verursachen.

Aus diesem Grunde kommt derjenige, der tatsächlich Muskelaufbau effektiv betreiben will, um **Krafttraining** nicht herum.

Du steuerst das Krafttraining durch vier sogenannte „**Normative**“:

-Intensität
-Umfang
-Dichte
-Häufigkeit

Auf diese vier normativen Faktoren gilt es zu achten, wenn man **zielgerechten**

Muskelaufbau betreibt.

Trainingsintensität

Du kennst es aus anderen Bereichen deines Lebens. ***Je intensiver du etwas tust, desto schneller und nachhaltiger ist der Erfolg.*** Gehst du nur halbherzig an eine Sache heran, ist auch das Ergebnis nur mittelmäßig.

Wenn es um den **Muskelaufbau** geht, solltest du auf Halbheiten verzichten. Ein ***intensives Training*** ist darum einer der wichtigsten normativen Faktoren beim Muskelaufbau.

Aber es gibt verschiedene **Intensitätsbereiche**, d. h. die Intensität eines Muskelaufbautrainings wird in der Regel in Relation zum ***„Einwiederholungsmaximum“*** *(„One-Repetition-Maximum“ bzw. „1-RM“)* dargestellt.

Dabei entsprechen ***100 % des 1-RM dem Gewicht***, das du genau ***einmal bis zum höchsten Belastungsgrad*** bringen kannst. Um Muskelaufbau zu bewirken, verwendet man in der Regel ***Gewichte, die zwischen 60 % - 80 % des 1-RM*** liegen.

Wenn du in diesem Intensitätsbereich trainierst, benötigst du **8–15 Übungswiederholungen**, um die vorläufige Erschöpfung deiner Muskeln zu erreichen.

Wählst du eine **äußerst hohe Intensität**, die z. B. *90 % 1-RM* und mehr liegt, kommt es in deinem Körper verstärkt zu neurophysiologischen Veränderungen bzw. Adaptationen, deren ***Auswirkung auf das eigentliche Muskelwachstum nicht mehr so groß*** ist.

Das bedeutet im *Umkehrschluss*: Wählst du **höhere Wiederholungszahlen**, d. h. absolvierst du Trainingseinheiten *öfter als 15-mal bei niedrigen Intensitäten*, erreichst du folglich einen ***intensiveren metabolischen Stress*** sowie eine ***gesteigerte sarkoplasmatische Hypertrophierate***. Dabei fällt die *kontraktile Hypertrophie allerdings geringer* aus.

Man kann sagen, dass der ***Intensitätsbe-***

reich, der zwischen 60 % - 80 % 1-RM liegt, optimal ist, wobei sich das Zusammenwirken von mechanischer Spannung auf den Muskel und metabolischer Stress zugunsten des Muskelaufbaus auswirken.

Trainingsumfang

Der zweite Faktor ist der oben genannte „**Umfang**“, den ein Muskelaufbautraining optimalerweise haben sollte. Der Begriff „Umfang“ bezeichnet die ***Anzahl der Übungswiederholungen innerhalb einer bestimmten Zeitspanne*** bzw. innerhalb einer Übungsserie.

Grundsätzlich, d. h., bis zu einem bestimmten Grad, geht ein ***erhöhter Trainingsumfang*** auch mit einem ***erhöhtem Muskelaufbau*** einher. Abhängig ist diese Korrelation von dem *individuellen Leistungsniveau* und der *Trainingserfahrung.*

Bist du **Anfänger**, genügt teilweise nur ***eine Übung je Muskel bzw. Muskelgruppe je Übungseinheit***, um die entsprechenden

Reize hervorzurufen. In diesem Kontext wird manchmal von ***„Ein-Satz-Training“*** gesprochen.

Im Vergleich dazu gibt es auch das ***„Mehrsatz-Training“***. Bist du bereits **fortgeschritten** und verfügst über entsprechende **Erfahrungen**, solltest du ***3 Serien je Muskel bzw. Muskelgruppe*** absolvieren.

Übersteigt die Zahl der Serien diese Normative, d. h. sind es z. B. 6 oder mehr Serien, kann erfahrungsgemäß ***keine weitere Steigerung des Hypertrophie-Effektes*** erreicht werden. Wenn du zu den *ambitionierten Kraftsportlern* gehörst, kannst du 4 oder mehr Übungseinheiten wöchentlich durchführen.

Du kannst aber auch zu dem sogenannten **„Split-Training“** übergehen, bei dem du ***mehrere verschiedene Übungen je Muskel bzw. Muskelgruppe*** absolvierst.

Wichtig ist es zu wissen, dass ein wirkliches **Muskelaufbautraining** immer ***bis zur Erschöpfung der Muskeln*** führen muss. Wenn du vorher aufhörst, erzielst du nicht den gewünschten Erfolg. Das Motto ***„No pain, no Gain"*** lässt sich hier gut anwenden.

Es ist ratsam, sich **keine strikten Vorgaben** zu setzen, sondern die Zahl der Übungen solange durchzuführen, bis diese ***hypertrophischen Effekte*** einsetzen. Das hängt natürlich von dem *verwendeten Gewicht* ab.

Trainingsdichte

Die „**Trainingsdichte**" bezieht sich auf die **Reizdichte**, die beim Muskelaufbautraining einsetzt. Man kann sie auch „**Belastungsdichte**" nennen.

Darunter versteht man die ***zeitliche Aufeinanderfolge einzelner Übungen oder Übungseinheiten***.

Die **Unterbrechung** zwischen den Einheiten sollte ***etwa 3 Minuten*** betragen, sodass sich der Muskel oder die Muskelgruppe wieder ***regenerieren*** kann. Dabei werden die Muskeln wieder mit den benötigten ***energiereichen Phosphaten*** aufgefüllt.

Wenn du zwei Übungen absolvierst, bei denen *unterschiedliche Muskelgruppen* belastet werden, kannst du die Unterbrechung kürzer halten.

Trainingshäufigkeit

Mit „**Trainingshäufigkeit**“ ist die **Zahl der Trainingseinheiten** gemeint, die du ***in einem festgelegten Zeitraum*** absolvierst.

In der Regel beträgt dieser Zeitraum **eine Woche**. Hier gilt: ***Je höher das Leistungs- bzw. Belastungsniveau, desto schneller die Muskelregeneration.***

Um das zu erzielen, sollte ein **Krafttraining** zur Vergrößerung des Muskelquerschnitts ***mindestens 2-mal pro Woche*** absolviert werden. Dabei solltest du *mindestens 3–4 Tage zwischen den Einheiten trainingsfrei* bleiben. Also 2 Tage Training, 3 Tage Ruhepause, 2 Tage Training, 3

Tage Ruhepause, usw.

Erhöhst du die Belastung, kannst du damit rechnen, dass sich die Muskeln bereits *nach 2 Tagen regeneriert* haben.

Bewegungsqualität

Es gibt noch einen weiteren Faktor, der nicht zu den klassischen Normativen, wie oben angegeben, gehört, der aber dennoch ***sehr wichtig*** ist.

Dabei geht es um die **Qualität der Bewegungsausführung**. Das bedeutet: *Wie effektiv setzt du die Übungen auch um?*

Erfolgreiches Muskelaufbautraining erfordert eine gewisse **Konzentration**. Es ist wichtig, sich auf die Übungen zu konzentrieren. Mal zwischendurch einige Übungen „herunterreißen“ ist nicht das ***richtige und erforderliche Mindset***.

Die Qualität der Bewegungsausführung bezieht sich darauf, ob du eine Übung einwandfrei, *z. B. nach den Vorgaben eines*

Trainers, umsetzt oder nicht. Wenn du Anfänger bist, solltest du unbedingt auf die **saubere Ausführung jeder Übung** achten.

Dieser Rat dient nicht nur dazu, dich vor ***Verletzungen*** zu bewahren, er zielt auch auf die ***Effektivität*** deines Muskelaufbautrainings ab.

Absolvierst du deine Übungen *unsauber* oder z. B. durch *Ausweichbewegungen*, kann der Muskel, um den es eigentlich bei der Übung geht, nicht effektiv angesprochen, d. h. belastet werden. Deine Übungen sind im schlimmsten Falle ***erfolglos***.

Auswahl der Übungen

Bist du dir über die Normativen für einen erfolgreichen Muskelaufbau im Klaren, kannst du daran gehen, über die **einzelnen Übungen** nachzudenken.

Damit aber auch eine **langfristige Muskeladaptation** stattfinden kann, sollte das Trainingsprogramm wie folgt aussehen:

-periodisiert
-vielfältig

Welche Übungen du absolvierst, hat einen maßgeblichen Einfluss auf die *isolierte Belastung eines Muskels*. Natürlich ist es aus funktioneller Sicht empfehlenswert, wenn du dich für **komplexe Übungsabläufe** entscheidest, die ***ganze Muskelgruppen*** ansprechen.

Wenn man aber das **Muskelwachstum** betrachtet, ist es ratsamer ***Muskel isoliert zu belasten***, weil du die Belastung auf diese Weise einfach besser einschätzen kannst. *So lässt sich der Muskelaufbau in gewisser Weise besser steuern.*

Auf alle Fälle sollte das Trainingsprogramm **abwechslungsreich** sein. So sollten die Übungen mit ***freien Gewichten*** und ***Maschinen-geführt*** absolviert werden, sowie aus ***ein- und mehrgelenkigen Abläufen*** bestehen.

Es gibt beim Muskelaufbau-Training drei **Methoden**, nach denen deine Muskeln arbeiten. Sie werden wie folgt unterschieden:

-positiv dynamisch überwindende Bewegungen (konzentrische Abläufe)
-negativ dynamisch nachgebende Bewegungen (exzentrische Abläufe)
- statisch haltende Bewegungen

Nach diesen drei Methoden arbeitet deine Muskulatur, wobei der Grad der willkürlich zu erreichender Kraftanstrengung bei ***exzentrischen Abläufen um etwa 20–50 % höher*** ausfällt als bei konzentrischen Abläufen.

Übst du **exzentrisch**, ***belastest du deine Muskulatur stärker***. Allerdings ist es im Muskelaufbautraining kaum möglich, nur exzentrische Übungen zu absolvieren, da dies nur mit ***Maschinen-gesteuerten Geräten*** durchführbar ist, die *in „normalen" Fitness-Centers selten zu finden* sind.

Es gibt aber eine Möglichkeit die **exzentrische Muskelphase** zu verstärken. Sie wird **„Forced Reps"** genannt. Dabei unterstützt ein ***Trainingspartner*** deine Bewegungen in der konzentrischen Phase, wogegen die ***exzentrischen Abläufe allein von dir durchgeführt*** werden müssen. Damit bist du in der Lage, 2–3 Übungswiederholungen (d. h. „Reps“) mehr zu absolvieren.

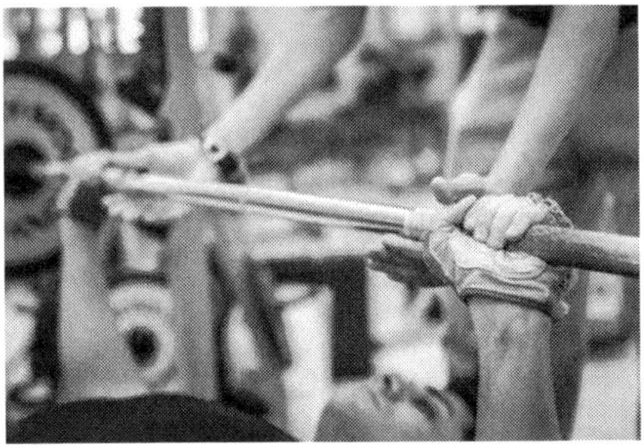

Aber auch auf die **Muskelbewegungsgeschwindigkeit** ist zu achten. Sie wird in der Regel ***in drei Sekunden-Werten*** angegeben, so z. B. 2/0/2, wobei der erste Wert die ***Dauer der exzentrischen Bewegungsabläufe***, der zweite Wert die ***Dauer der Haltephase*** (statische Bewegung) und der dritte Wert die ***Dauer der konzentrischen Bewegungsabläufe*** angibt.

Hierbei stellt obiges Beispiel ein *„klassisches“ Bewegungstempo* dar und kann *zur Orientierung* verwendet werden.

Beim **Muskelaufbautraining** ist es auch möglich, die ***exzentrische Bewegungs-***

phase zu unterstützen, wobei z. B. auch Bewegungsgeschwindigkeiten von 3/0/2 oder 4/0/2 realistisch sind.

Während sich die **Belastungsdauer** der Muskeln in der exzentrischen Bewegungsphase ***erhöht***, wird die **Belastungsintensität** wegen des verlangsamten Tempos ***verringert***.

Kommen wir nun zum **Bewegungsausmaß**, auch **„Range of Motion“** bzw. **ROM** genannt. Es beschreibt die ***Schwingungsbreite der ausgeführten Muskelbewegungsabläufe***.

Dabei gilt der sogenannte ***„vollständige“ ROM*** als beste Option im Hinblick auf den Muskelaufbau. Es ist aber auch möglich den Trainingsablauf durch ***„Partial Reps“*** zu variieren.

Es wird allgemein empfohlen, ***Großmuskel- und Mehrgelenkübungen*** in einer frühen Trainingsphase durchzuführen. Anschließend solltest du dazu übergehen, auch ***Kleinmuskel- und Eingelenkübungen*** zu absolvieren. Dann sind die kleineren Synergisten durch die Übungen, die bereits durchgeführt worden sind, *erschöpft genug.*

Für das Muskelwachstum und die **Priorisierung** bestimmter Muskeln ist es empfehlenswert die entsprechenden Übungen ***zu Beginn deines Trainings*** durchzuführen.

Für eine **maximale Wiederholungszahl** ist nicht nur die ***lokale Erschöpfung*** des Muskels vonnöten, sondern auch die sogenannte ***„zentral-nervöse" Ermüdung***. Sie wird im Verlauf des Trainings immer größer, wodurch eine *maximale Wiederholungszahl der Übungen verringert* wird.

Um aber einen bestimmten ***Muskel so intensiv wie möglich zu belasten***, solltest du auch möglichst viele Wiederholungen durchführen, was immer nur zu ***Beginn eines Trainings*** machbar ist.

Wir können die vorherigen Abschnitte zu den verschiedenen Faktoren der Übersicht halber noch einmal **zusammenfassen**.

Das **klassische und effektive Muskelaufbau-Training** sollte wie folgt aufgebaut sein:

-Trainingsintensität 60–80 % RM
-Trainingsumfang 3 Sätze pro Übung (für Muskel bzw. Muskelgruppe)
- Trainingsunterbrechungen mindestens 3 Minuten zwischen den Übungsserien
- Trainingshäufigkeit 2-3-mal pro Woche
-Verschiedene Übungen
-Fokus auf die exzentrische Bewegungsphase legen
- Bewegungsgeschwindigkeit zu Beginn 2/0/2
-Bewegungsausmaß „vollständige“ ROM
-Reihenfolge der Übungen von komplex zu einfach, priorisierter Muskel zu Beginn des Trainings.

Trainingsplan für deinen Muskelaufbau

Wenn du Muskelaufbautraining betreiben willst, muss du deine **Übungsabläufe, Übungseinheiten und Übungsserien <u>systematisch</u>** aufbauen.

Dazu dient der **Trainingsplan**, mit dem du deine Übungen unter Angabe der ***Wiederholungszahl***, der ***Gewichtstypen*** und der ***Trainingshäufigkeit*** protokollierst.

Dann weißt du immer, wann du dein Training problemlos unterbrechen kannst, um die belasteten Muskeln oder Muskelgruppen zu ***regenerieren***.

Dabei gilt die Regel, dass du als **Trainingsanfänger** ***schneller Erfolge*** beim Muskelaufbau erzielst. Der **Athlet** dagegen muss seine Übungseinheiten variieren, denn der Körper passt sich nach einer bestimmten Zeit an die Muskelbelastungen an und es kommt zu einer ***verringerten Leistungssteigerung***.

Wenn du **fortgeschritten** bist, musst du deine Übungen zwar ***variieren***, die Übungsphasen aber ***zeitlich verkürzen***. Als **Anfänger** musst du nicht ständig deine Übungen auswechseln. Es ist ausreichend, wenn du die ***Intensität*** der Muskelbelastung und die ***Wiederholungsintervalle*** der Übungen variierst.

Das *optimale Training* umfasst eine **Zeitdauer von 3 bis 10 Wochen**.

Wo man am besten trainieren kann

Bevor du zur Tat schreitest, musst du dir überlegen, wo du deine regelmäßigen Übungseinheiten absolvieren kannst.

Was benötigst du für dein Muskelaufbautraining?

Diese Frage kommt zuerst. Sind es *Hanteln*? Strebst du *professionelle Unterstützung* an?

Am besten ist es, sich um beides zu kümmern, d. h. hole dir ***Hanteln*** und suche ein Fitness-Center auf, um dort ***professionelle Hilfe*** zu bekommen.

Dort kannst du an ***Maschinen***, wie z. B. Kabelzügen, oder mit deinen ***Hanteln*** dann gezielte Übungen für Oberkörper, Rückenmuskeln, Bi- und Triceps absolvieren, aber auch mit deinem eigenen ***Körpergewicht*** arbeiten.

Trainingspläne können unterschiedlich aussehen, hängen sie doch auch vom *Alter* und vom *Geschlecht* ab. Darum solltest du als Anfänger einen ***Trainingsexperten*** befragen.

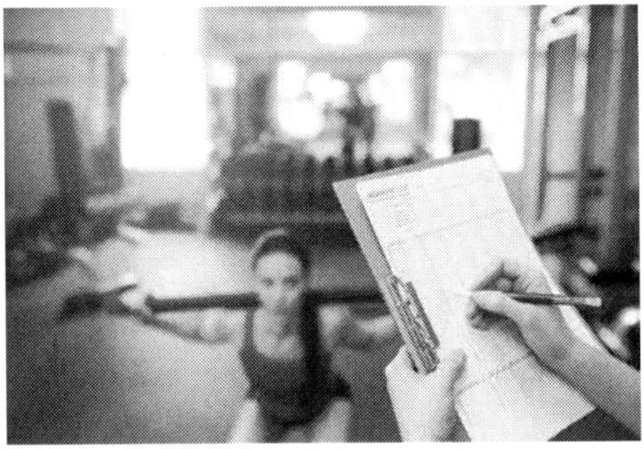

Vor allem, wenn es für dich aus beruflichen Gründen schwierig ist, regelmäßig ins Fitness-Center zu gehen, ist es ratsam, sich an einen ***professionell aufgebauten***

Trainingsplan zu halten. Ein Profi kann dir diesen Plan auf deine ***körperlichen Voraussetzungen*** „zuschneiden“.

Einige Termine mit einem Experten reichen vielleicht schon aus. Denn dabei kannst du viele Erfahrungen im **Umgang mit deinem Körper** machen, sodass du dann gewissermaßen auf „eigenen Beinen“ stehen kannst, was die Trainingsplanung betrifft. Dabei ist vor allem auf ***Überbelastungen*** und etwaige ***Verletzungsmöglichkeiten*** zu achten.

Wenn du allerdings bereits **ausreichend Trainingserfahrung** hast, kannst du dir vielleicht den Weg ins Fitness-Center sparen. Denn jede Übungseinheit an Fitnessgeräten kostet auch Geld. Dann sind ein paar ***Hanteln*** mit ***verschiedenen Gewichten***, **Gummizugbänder** oder ein ***Schlingentrainer*** für dich sehr gut geeignet.

Natürlich muss betont werden, dass Übungen, die an **Maschinen** absolviert werden, im Allgemeinen ***effektiver für den Muskelaufbau*** sind, besonders wenn es um bestimmte Muskelgruppen geht.

Wenn du **Anfänger** bist, sind ***Großgeräte***, an denen du üben kannst, besonders geeignet, denn sie geben dir die Bewegungsabläufe vor. Du kannst ***keine Fehler*** machen. Wenn du dann **Erfahrung** sammeln konntest, kannst du dich an ***Kabelzüge oder freie Gewichte*** wagen, bei denen du die Bewegungsläufe vorgeben musst.

Wie du vorgehen musst

Zur Erstellung deines Trainingsplanes solltest du wie folgt vorgehen:

1. Schritt: Formuliere deine **Ziele**. Das hängt natürlich von deiner ***körperlichen Verfassung*** ab. Gib genau an (nicht nur für dich selbst, sondern auch für einen Trainer), was du dir von deinen Übungen erhoffst. Je genauer du das definierst (Körper- oder Muskelpartien), desto leichter fällt es dir *festzustellen, ob du deine Ziele erreichst.*

2. Schritt: Lege den **Trainingsplan** fest.

Der Aspekt der ***Routine*** sollte zu Beginn betont werden, d. h. lege jede Woche im Voraus im Kalender *3 Übungstage* fest. Dazwischen auf jeden Fall *3 Ruhetage* einplanen.

3. Schritt: Führe ein **Trainingstagebuch**. So genau wie möglich! Darin hältst du deine ***Fortschritte*** beim Muskelaufbau fest, d. h. du notierst *Muskel und Muskelgruppe, Übungsart, Gewicht, Serien, Wiederholungszahl und Trainingsdauer.* Auch musst du deinen Körper bzw. die betroffenen Körper- bzw. Muskelpartien regelmäßig *messen.* Um das zu erleichtern, kannst du *Fotos* von den jeweiligen Körperpartien machen und diese in dein Tagebuch einfügen.

Dann geht es um die **Trainingsinhalte**, die für deinen Muskelaufbau am geeignetsten sind. ***Schwere Übungen*** sind unter anderem:

-Kniebeugen
-Kreuzheben
-Bankdrücken

Ergänzend:

-Schulterpresse
-Hantelcurls
- French Press

Beim Training immer die ***großen Muskelgruppen*** belasten:

-Bauch
-Rücken
-Gesäß
-Beine

Anschließend die ***kleineren Muskelgruppen***:

-Arme
-Schultern

Weitere Aspekte des Trainingsplans kann man einfach so zusammenfassen:

Wie oft? Wie viel? Wie schwer?

Dabei sind die **Wiederholungszahl** und die **Gewichtshöhe** von deinem ***Leistungsniveau*** abhängig.

- Als **Anfänger** kannst du schon mit ***50 % des einzusetzenden Maximalgewichts pro Übungswiederholung*** einen nennenswerten Muskelaufbau verzeichnen. Sofern du bereits trainiert bist, solltest du mit ***70–80 % des Maximalgewichts*** arbeiten.

-Unter „**Maximalgewicht**" versteht man jenes Gewicht, dass du ***höchstens einmal und ohne Wiederholung heben*** kannst. Beim Bankdrücken z. B. schaffst du es mit einer Langhantel 50 Kilogramm einmal hochzuheben. Wenn du also mit Gewichten von 70 bis 80 % des Maximalgewichts arbeitest, sind dies Hanteln mit 35–40 Kilogramm.

- Du solltest **jede Übung bei maximal 3 Durchgängen 6-12-mal wiederholen**. Dazwischen legst du ***1–3 Minuten Pause*** ein. Sind kleinere Muskelgruppen betroffen oder werden deine Muskeln geringer belastet, ist eine *kürzere Unterbrechungszeit ausreichend.*

Was die **optimale wöchentliche Übungszeit** betrifft, hängt diese mit deinem ***per-***

sönlichen Leistungsniveau und deinen ***Trainingszielen*** zusammen.

-Für **Anfänger**: 3 Ganzkörper-Übungseinheiten pro Woche mit einer Dauer von jeweils 30–60 Minuten. Gesamttrainingsdauer 6 Wochen. Jede Übung besteht aus drei Übungssätzen mit jeweils 8–12 Wiederholungen.

-Für **Fortgeschrittene**: 3–6 Übungseinheiten pro Woche mit einer Dauer von jeweils 60–90 Minuten. Dabei 2–3 Muskelgruppen pro Training belasten, d. h. zwei große und eine kleine (z. B. Beine, Brust, Bizeps).

Sowohl für Anfänger als auch für Fortgeschrittene gilt dieselbe **Regel**:

Jeder Übungssatz muss ***bis zur relativen Muskelermüdung*** absolviert werden, d. h., dass dir die letzten ein oder zwei Übungswiederholungen schon schwerfallen sollten.

Fünf Methoden des Muskeltrainings

Willst du, dass deine Muskeln wachsen, musst du sie den entsprechenden Reizen aussetzen. Und das sollten **abwechslungsreiche Reize** sein. Es gilt also: *Immer wieder anders, immer wieder neu.*

Eine **Kombination verschiedener Methoden** ist darum empfehlenswert. Wenn du nicht wissen solltest, welche Methoden für dich die besten sind, konsultiere einen ***Fitness-Experten***.

Wenn beim Training die **Effekte** nachzulassen beginnen, ist das für dich das Zeichen, die ***Methode zu variieren***.

Trainingstechnik geht vor Widerstand, d. h. bei allen Übungen ist es wichtig, sich erst auf die ***saubere technische Ausführung*** der Übungen zu konzentrieren und dann die verschiedenen Gewichte, d. h. ***Muskelwiderstände***, zu beachten.

1. Pyramidentraining

Gemäß der Form einer **Pyramide**, die sich nach oben hin verjüngt, fängst du bei dieser Übungsmethode mit ***geringeren Gewichten und vielen Wiederholungen*** an. Nach und nach, mit dem Aufstieg zur Spitze der Pyramide hin, ***steigerst du die Gewichte, wobei die Wiederholungen weniger werden***.

Wähle ein **Gewicht** aus, mit dem du deine *Übung 12-mal hintereinander* absolvierst. Das solltest du ohne weitere Probleme, aber mit etwas ***Anstrengung*** schaffen.

In Satz 2 *erhöhst du das Gewicht* und wiederholst die *Übung 10-mal.* Danach wiederholst du sie *8-mal* und schließlich nur noch *6-mal.* Zwischen den Übungssätzen setzt du immer etwa *60 Sekunden* aus.

Werden die Sätze anstrengender, kannst du bis zu 2 Minuten unterbrechen. Hast du diese Methode **richtig angewandt**, ist die letzte Übungswiederholung nur noch ***unter schwerer Anstrengung*** zu absolvieren.

2. Negativ-Training

Diese Methode kannst du allerdings ***nicht allein durchführen***. Du benötigst einen **Trainingspartner**:

Zu Beginn führst du deine Übung mit entsprechenden Wiederholungen ***allein*** durch. Und zwar solange, bis du ***erschöpfst***, bist.

Nun machst du ***mithilfe deines Partners*** weiter: Zusammen mit ihm absolvierst du ***1–3 Intensivwiederholungen***, wobei dich dein Partner bei den Aufwärtsbewegungen *nur so weit unterstützt*, wie du auch wirklich Hilfe benötigst.

Z. B. fällt es dir leicht, beim Bankdrücken 8 schwere Wiederholungen allein zu bewerkstelligen. Die 9. Wiederholung allerdings geschieht mit *Unterstützung deines Partners*. Er zieht die Langhantel mit hoch, während du die *Abwärtsbewegung allein* bewältigst.

3. Dropsätze

Diese Methode, bei der du die Muskeln belastest und so für einen **hohen Muskelaufbaureiz** sorgst, funktioniert wie folgt:

Du absolvierst einen Übungssatz soweit, bis deine Muskeln nahe dabei sind zu ***versagen***. Dann fährst du mit einem ***kleineren Gewicht*** fort, und zwar wiederum solange, bis deine Muskeln fast am Versagen sind. Jetzt reduzierst du erneut das Gewicht und setzt die Übung wie zuvor fort.

Diese Vorgehensweise solltest du ***über 4–5 Sätze durchhalten***. Du wiederholst deine Übung mit 80 Kilogramm Gewicht also 12-mal, bis deine Muskeln erschöpft sind. Dann gehst du mit dem Gewicht auf 60 Kilogramm runter und wiederholst die Übung 8-mal *bis zur nächsten Muskelerschöpfung*. Dann gehst du erneut mit dem Gewicht runter, dieses Mal auf 40 Kilogramm und wiederholst die Übung 6-mal. Dann gehst du auf 20 Kilogramm, usw.

4. Super-Sets

Entscheidest du dich für das Super-Set-Training, wählst du die **Kombination von zwei Übungen**. Das gilt für denselben Muskel oder aber für zwei unterschiedliche Muskelgruppen.

Du absolvierst einen Übungssatz und setzt das ***Training ohne Unterbrechung*** mit einem Satz der zweiten Übung fort. Erst danach machst du eine ***Pause von 1 Minute***. Dieses Prozedere wiederholst du über 3–4 Super-Set-Sätze, was also 6–8 Einzelsätzen entspricht.

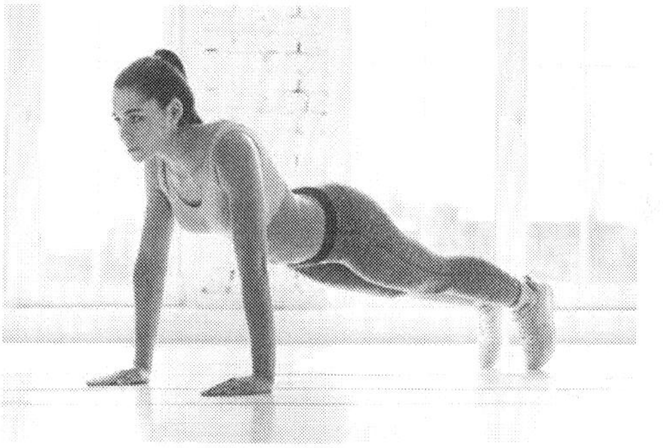

Willst du also mit einem Super-Set-Training *Brust- und Rückenpartie* ansprechen, wählst du eine *Kombination aus Liegestütz und Klimmzug mit breitem Griff.*

Auf dieselbe Art gehst du vor, wenn du einzelne Muskelgruppen trainieren willst. Für die Belastung der *Brustmuskulatur* wählst du z. B. *Kurzhantel-Flys* auf der Flachbank, danach erfolgt *Langhantel-Schrägbankdrücken.*

Man kann das Super-Set aber auch auf **Trisets** erweitern, wobei ***drei Übungen kombiniert*** werden. Dabei absolvierst du einen Übungssatz mit jeder der drei Übungen, *ohne eine Pause einzulegen.* Erst nach den insgesamt 9 Übungen erfolgt eine Trainingsunterbrechung, die *bis zu 2 Minuten* dauern darf.

5. Maximalkrafttraining

Mittels dieser Methode trainierst du deinen Körper dazu, die **durch submaximales Krafttraining geschaffene Muskulatur** auf die *schnellstmögliche Weise zu aktivieren.* Dadurch kannst du den ***Kraftzuwachs beschleunigen***, wobei die Intensität deiner Übungen bei *80–95 % der jeweiligen Maximalkraft* liegen sollte.

Nachstehend ein Beispiel für ein solches **Maximalkrafttraining**. Du absolvierst ***4 Sätze mit 4 Übungswiederholungen bis runter auf 1 Wiederholung***, was konkret bedeutet:

-1. Satz: 4 x 80 % Maximalkraft
-2. Satz: 3 x 85 % Maximalkraft
-3. Satz: 2 x 90 % Maximalkraft
-4. Satz: 1 x 95–100 % Maximalkraft

Trainings-Splits

Die Trainingsmethoden sind über die Jahre hinweg immer weiter effektiviert worden. So konnten sich verschiedene **Konzepte** entwickeln, die man „**Splits**“ nennt. Dabei geht es darum, dass du die ***verschiedenen Körperpartien bzw. Muskelgruppen an verschiedenen Tagen trainierst***.

Ganzkörper-Trainingsplan

Das ist der „**Klassiker**“ unter den Trainingsplänen und ein geeigneter ***Einstieg in das Muskelaufbautraining***.

Falls du Anfänger bist, ist es ratsam, ***3-4-mal pro Woche deinen gesamten Körper zu trainieren***. Wenn du untrainiert bist, reicht in der Regel ein *geringfügiger Reiz* aus, um die *Muskelaufbauprozesse* in Gang zu setzen.

Beim Ganzkörper-Training wählst du 1***–2***

Übungen für 2–3 Übungssätze pro Muskelgruppe aus und absolvierst dieses Training ***jeden Tag nach Plan.*** Damit gewöhnst du dich am schnellsten an das Üben mit Hanteln und Maschinen.

2er Split

Wie die Bezeichnung es schon verrät, teilst du den Körper bei dieser Methode in *zwei Trainingsbereiche* auf: in **Ober- und Unterkörper**. An *Tag A* widmest du dich mit deinen Übungen deinem *Oberkörper*, an *Tag B* ist dein *Unterkörper* dran.

Ein 2er Split ist dann **sinnvoll**, wenn du nach einiger Muskelaufbaupraxis bemerkst, dass du

-nicht mehr optimal regenerieren kannst
-keine Lust mehr auf Ganzkörper-Training hast
-keine weiteren Muskelaufbau-Erfolge mehr verzeichnen kannst

3er Split

Wie auch hier die Bezeichnung bereits verrät, geht es um eine **Dreiteilung deines Konzepts**. Das bedeutet, dass du an *Tag A* ***Schultern und Arme*** trainierst, während du dich an *Tag B* auf ***Brust und Rücken*** konzentrierst. *Tag C* ist dann der ***Beinmuskulatur*** vorbehalten.

Der 3er Split ist für **Fortgeschrittene** besonders geeignet, denn er bietet ***viel Abwechslung*** und wirkt sich positiv auf die ***Muskelregenration*** aus.

Die meisten Menschen, die Muskelaufbautraining betreiben, nutzen den 3er Split.

Körperpartien-Training

Wenn du ***mehr üben*** willst, ist diese Methode bestens geeignet, denn sie geht über den 3er Split hinaus. Sie ist ein Körperpartien-Split, bei dem du ***jede Muskelgruppe nur einmal wöchentlich belastest*** und trainierst.

Diese Methode stellt das **„klassische" Bodybuilding** dar, die auch von den meisten ***Profis*** verwendet wird.

Beim Körperpartien-Split, bei dem man ***jede Muskelgruppe sehr intensiv belastet***, trainiert man *z. B. Schultern, Arme, Brust, Beine und Rücken an jeweils anderen Tagen.*

Beispiel einer „8-Wochen Challenge“

Nachstehend ein **Selbstversuch**, der über ***8 Wochen lang*** durchgeführt wird. Dabei kannst du auch die ***Herausforderungen*** kennenlernen, die ein *regel- und planmäßiges Muskelaufbautraining* mit sich bringt.

In der **1. bis 5. Woche** absolvierst du wöchentlich insgesamt ***3 Workouts***, wobei du die *2er-Split-Methode für Ober- und Unterkörper* anwendest. Das bedeutet, dass du deine gesamte Muskelmasse mit 2 Übungseinheiten involvierst.

Bei jeder Übungskombination musst du zuerst ***8 langsame Wiederholungen***, die 4 Sekunden dauern, absolvieren. Dann, im direkten Anschluss *ohne Unterbrechung*, erfolgen ***8 schnelle Wiederholungen***, die 2 Sekunden dauern. Pro Übungskombination sind das 4 Sätze.

Dadurch wird jeder Übungssatz, den du

absolvierst, zu einem „***Reduktionssatz***“, bei dem du *48 Sekunden lang* Muskel belastest bzw. anspannst und damit in der Muskelaufbauphase bleibst. Dann legst du eine *Pause* ein, die jeweils *1 Minute* dauert.

Absolvierst du Übungskombinationen für deine ***Oberkörpermuskulatur***, ist für jede wichtige Muskelgruppe auf alle Fälle eine Übung dabei, so *z. B. Langhantel-Bankdrücken, Kurzhantel-Rudern, Frontziehen mit der SZ-Stange.*

Wenn es um die ***Unterkörpermuskulatur*** geht, kommen *Kurzhantel-Kreuzheben mit gestreckten Beinen, Langhantel-Kniebeugen oder „Farmer's“ Walk mit Kurzhanteln* infrage.

Jedes Training, d. h. jeweils für Ober- und Unterkörper, dauert ***40 Minuten***. Dabei kann es passieren, dass besonders deine Schulterpartien durch das Seitheben, Bankdrücken und Rudern schmerzen. Ein ***Muskelkater ist dir gewiss***!

Zusätzlich zu diesen Übungen stehen in

der **1.-5. Woche *Sprint-Trainingseinheiten*** auf dem Plan. Dann gilt es, *8-mal über 100 Meter höchste Leistung* zu bringen. Ist der Sprint abgeschlossen, langsam zum Ausgangspunkt zurückgehen und *ohne Unterbrechung* zu einem weiteren Sprint ansetzen.

Einen **vernünftigen und planmäßigen Muskelaufbau** betreiben, bedeutet aber noch mehr. Die richtige ***gesunde Ernährung*** steht ganz oben auf der Agenda, denn alles, was du tust, soll ja einen *nachhaltigen* Wert haben.

Bevor weiter unten noch genauer auf den Faktor Ernährung eingegangen wird, sei vorab festgestellt, dass z. B. die sogenannte ***„Paleo"- oder „Steinzeit"-Diät*** deinen ***Muskelaufbauplänen*** sehr entgegenkommt.

Mit dieser Diät ***verlierst du Körperfett***. Für deine Challenge wähle also eine solche Diät. Sie setzt auf ***tierische Eiweißquellen und Stärke-armes Gemüse***. Dabei gilt es vielseitige Mahlzeiten zuzubereiten. Du kannst zwischen diversen *Fleisch-,*

Fisch und Gemüsesorten hin und her wechseln, wie es dir beliebt.

Ein anderer Aspekt deiner **achtwöchigen Muskelaufbau-Challenge** ist das **Durchhalten**.

Von der **6.-8. Woche** wird es schwieriger. Du führst wöchentlich ***4 Trainingstage mit je zwei 2er-Split-Workouts*** für die Ober- und Unterkörperpartien ein.

Du baust mehr **Muskelmasse** auf. Da dein Körper für den Muskelaufbau ***Fett verbrennt***, verlierst du auch an Fett. Das können in der 6.-8. Woche schon ***13 % Fett*** sein, die du verlierst, während deine Schulter- und Oberschenkelmuskeln sich immer deutlicher herausbilden.

Du kannst in dieser Phase wie folgt vorgehen:

-**Morgens** erfolgt ein Workout zum Wachwerden, das aus ***4 Übungssätzen mit je 6 Übungswiederholungen*** besteht. Zwischen den Sätzen legst du jeweils *2 Minuten Pause* ein. Das Morgen-Workout besteht aus ***5 Übungen für deinen Oberkörper***, d. h. Trizeps-Streckungen im Liegen, Schrägbankdrücken mithilfe von Kurzhanteln und Klimmzüge mit 10 Kilogramm Extragewicht.

-**Abends** stehen ***4 Übungssätze mit je 15 Wiederholungen*** für einen Mega-Pump und Satzunterbrechungen von nur *30 Sekunden* auf dem Trainingsplan. Für deinen ***Oberkörper*** stehen unter anderem folgende Übungen zur Wahl: Trizeps-Streckungen im Stehen, Konzentrations-Curls, sowie Schulterdrücken mithilfe der Langhantel.

Ernährung für den Muskelaufbau

Wie oben bereits angesprochen, spielt die richtige **Ernährung** eine entscheidende Rolle beim Muskelaufbau, was auch ganz natürlich ist: Denn dein Körper benötigt ***Energie***, um den *Mehraufwand an Belastung und Anstrengung* abzusichern.

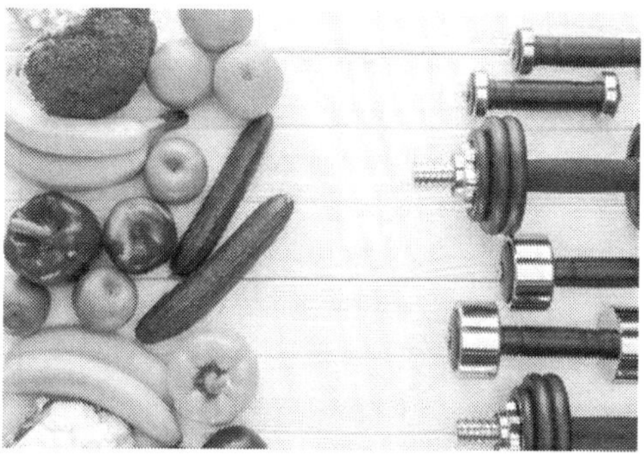

Je wertvoller die Lebensmittel, die du zu dir nimmst, desto besser können die ***enthaltenen Nährstoffe*** zugunsten deines Muskelaufbaus ***verstoffwechselt*** werden.

Was ist die Energiebilanz?

Dabei kommt der Begriff „Energiebilanz“ ins Spiel. Sie ist das Resultat aus dem ***Verhältnis zwischen Energieaufnahme (Kalorienaufnahme) und Energiebedarf (Kalorienbedarf)*** und hat einen entscheidenden Einfluss auf deine Fähigkeit überhaupt Muskulatur aufzubauen.

Es liegt eine **negative Energiebilanz** vor, wenn du ***weniger Energie (Kalorien) aufnimmst, als du benötigst***. Dadurch schaltet dein Körper in die ***katabole Stoffwechselphase***, in der er körpereigene Stoffe, in denen Energie gespeichert ist, abbaut.

Das sind z. B. deine **Muskeln**. *Nimmst du also zu wenig Nahrung zu dir, kann deine Muskelmasse nicht zunehmen.*

Aber so seltsam es klingen mag, in diesem Kontext ist auch eine ***ausgewogene Energiebilanz nicht sehr hilfreich*** für dich. Denn selbst wenn Energieaufnahme und Energiebedarf für einige Zeit ausgeglichen sein sollten, wird es vorkommen, dass auch **Energie-defizitäre Phasen** eintreten.

Für deinen Muskelaufbau ist es am besten, wenn sich dein Stoffwechsel in seiner ***anabolen Phase*** befindet. Dann wird dein ***Muskelwachstum*** angeregt. Dazu brauchst du eine **positive Energiebilanz**, die auch **dauerhaft** sein sollte. So muss die *Energieaufnahme in gleichem Maße höher sein wie dein Energiebedarf.*

Kombinierst du dein Krafttraining mit einem Energiebilanzüberschuss, verstärkt sich der ***Aufbau-Effekt*** deiner Muskeln.

Was ist ein Überschuss?

Während der **untrainierte Körper** von einem **Energieüberschuss** von täglich bis zu ***2.000 Kalorien*** profitiert, sind bei einem **trainierten Körper** schon Werte von ***500–1.000 Kalorien*** in Hinblick auf den Muskelaufbau ausreichend.

Was sind Mikro- und Makronährstoffe?

Im Kontext von Muskelaufbautraining wird viel von **Mikro- und Makronährstoffen** gesprochen. Dem Begriff nach handelt es sich dabei um ***„kleine" und „große" Nährstoffe***, die du deinem Körper zur Verstoffwechselung mit deiner ***täglichen Nahrung*** zuführst.

Worin aber besteht der **Unterschied** zwischen beiden Nährstoffkategorien?

Einfach ausgedrückt, sind **Mikronährstoffe** all jene chemischen Substanzen, die dir ***„keine" Energie liefern***. Oder anders formuliert: Mikronährstoffe helfen dir gegen das ***Hungergefühl*** wie die Luft, die du einatmest. *Nämlich überhaupt nicht.*

Dennoch aber sind sie **lebensnotwendig** für deinen Körper. Mikronährstoffe nehmen nämlich Einfluss auf deine ***Organe und Zellfunktionen***. Sie wirken aber auch auf das ***Immunsystem***, wobei besonders die *fettlöslichen Vitalstoffe bzw. Vitamine D und A, sowie Eisen, Zink und Selen* zu nennen sind.

Während man den einen Makronährstoff durch die Ernährungsweise durch einen anderen ersetzen kann, ist dies bei Mikronährstoffen nicht möglich, denn jeder von ihnen ist einer **spezifischen Aufgabe** zugeteilt.

Mikronährstoffe werden grob unterteilt in

-co-Faktoren im Stoffwechsel
-antioxidative co-Faktoren

Antioxidantien sind chemische Verbindungen, durch die die ***Oxidation*** verschiedener Stoffe im Körper ***gehemmt oder verhindert*** wird. Sie werden auch als „***reaktive Sauerstoffverbindungen***" bezeichnet.

Mit anderen Worten spielen Antioxidantien die Rolle einer ***körpereigenen „Polizei"***, deren Aufgabe es ist, die *schädlichen freien Radikale zu eliminieren.*

Sind in deinem Körper ***zu viele dieser Oxidantien*** vorhanden, kommt es zu **oxidativem Stress** und in der Folge zu ***Zellschädigungen***. Das führt wiederum zu einem *schnelleren Altern.*

Diese freien Radikale in unserem Körper haben wir meistens unserem **Lebensstil** zu verdanken. So sind sie z. B. das Produkt von ***Stress*** und der ***Einnahme von Medikamenten***.

Antioxidative co-Faktoren, wie oben genannt, sind z. B. die ***Vitamine C und E, oder Jod, Kupfer und Selen***. Unter dieser Kategorie Mikronährstoffe fallen also ***wasserlösliche Vitalstoffe*** und zahlreiche ***Spurenelemente***, wie z. B. *Mangan, Molybdän und Chrom.*

Was die **Menge an Mikro- oder Makronährstoffen** betrifft, gibt es auch erhebliche Unterschiede. Die empfohlene durchschnittliche Menge an ***Mikronährstoffen***, die man täglich zu sich nehmen sollte, beträgt nur ***wenige Mikrogramm***, während es ***bis zu 500 Gramm*** im Falle der ***Makronährstoffe*** sind.

„Makronährstoffe" dagegen ist die Bezeichnung für **Proteine**, also ***Eiweiße, Kohlenhydrate und Fette***, also jene Stoffe, die sich aus zusammengesetzten Molekülen bestehen und die du zu dir nehmen solltest, wenn du *Hunger* hast.

Proteine können aus ***pflanzlichen oder tierischen Nahrungsquellen*** stammen. Sie bestehen aus einer *Kette unterschiedlicher Aminosäuren*, die nach der Nahrungsaufnahme in den Darm weitergeleitet werden. Dort dienen sie der ***Bildung körpereigener Proteine***.

Besonders für den **Muskelaufbau** sind ***Eiweiße*** zu empfehlen, denn dein Muskelgewebe besteht zuallererst aus ***Proteinen***. So ist es nahe liegend, dass eine erhöhte Aufnahme von Eiweißen deinen Muskelaufbau stark beeinflusst.

Bekanntlich gibt es ungezählte **Protein-Drinks für Bodybuilder** – doch wie viel Protein ist letztlich ***gesundheitlich richtig und vernünftig***?

Die *„Deutsche Gesellschaft für Ernährung“* hat die Empfehlung ausgesprochen, dass Erwachsene, die eine **leichte körperliche Arbeit** verrichten, eine ***Proteinaufnahme***

von 0,8 Gramm pro Kilogramm Körpergewicht benötigen. Das sind immerhin 56 Gramm Eiweiß bei einem Körpergewicht von 70 Kilo.

Natürlich haben Menschen, die **Krafttraining** betreiben, einen weit ***höheren Eiweißbedarf***, der zwischen ***1,4-1,7 Gramm pro Kilogramm Körpergewicht*** liegt. Damit kommst du auch auf einen Durchschnittswert von mehr als 100 Gramm bei demselben Körpergewicht.

Die *optimale Eiweißmenge* ist allerdings vom *individuellen Energiehaushalt* und der *Körperzusammensetzung* abhängig.

Nimmst du direkt im Anschluss an deine Übungseinheiten Nahrung zu dir, kannst du die **Muskelregeneration beschleunigen**. Nicht wenige Experten jedoch gehen davon aus, dass es sinnvoll ist, *erst etwa 2 Stunden nach Trainingsabschluss Nahrung zu sich zu nehmen.*

Doch reine **Eiweißbomben** in Form von *industriellen Präparaten oder selbst gemachten Shakes*, sind für sich genommen nicht so effizient wie ein ***Protein-Kohlenhydrate-Mix***, den man auch als ***„Amino-Carb-Mix“*** bezeichnet.

Ein idealer **Shake** für Menschen, die **Kraftsport** betreiben, besteht aus ***schnell verstoffwechselbarem Eiweiß, hochglykämischen Kohlenhydraten und einer Mischung aus Aminosäuren***, wie z. B. Leuzin, Isoleucin und Valin.

Durch diese Substanzen werden die ***katabolen Effekte reduziert*** und die ***Eiweiß- bzw. Proteinsynthese effektiviert***. Du bildest schneller neue **Muskelmasse**. Ein Shake sollte anteilig 30 % Proteine, 40 % Kohlenhydrate und 30 % Fett bestehen.

Ernährst du dich ohnehin **gesund**, benötigst du allerdings keine zusätzlichen Kraft-Shakes. Eine nachhaltige Ernährungsweise sollte dich mit allen ***wichtigen Aminosäuren*** versorgen.

Nachstehend ein Beispiel zur ***Wirkungsweise von Proteinen, Kohlenhydraten und Fetten***, das du vielleicht kennst.

Nimmst du eine Mahlzeit zu dir, die aus ***Hühnerfleisch (Hühnerbrust) und Salat*** besteht, bekommst du nach den aufgenommenen Eiweißen wieder relativ schnell **Hunger**. Da kann die Portion noch so groß sein.

Der Grund liegt bei den **Proteinen**, denn das ***Aufbrechen der Eiweiße in Aminosäuren***, das in deinem Darm geschieht, verbraucht bereits eine Menge Energie. **Energie**, die dir woanders verloren geht.

Aus diesem Grunde wird empfohlen, derartigen Speisen ***Fette und Kohlenhydrate*** beizufügen.

Auch **Fette** können aus pflanzlichen sowie tierischen Nahrungsquellen bezogen werden. Sie sind der wohl ***energiereichste Nährstoff***, den wir zu uns nehmen können und stellen zudem für uns die ***optimal speicherbare Energieform*** dar.

Dabei sind besonders **Omega-6 und Omega-3-Fettsäuren** herauszuheben, da diese einen erheblichen Einfluss auf unser ***Herz-Kreislauf- und Immunsystem*** ausüben.

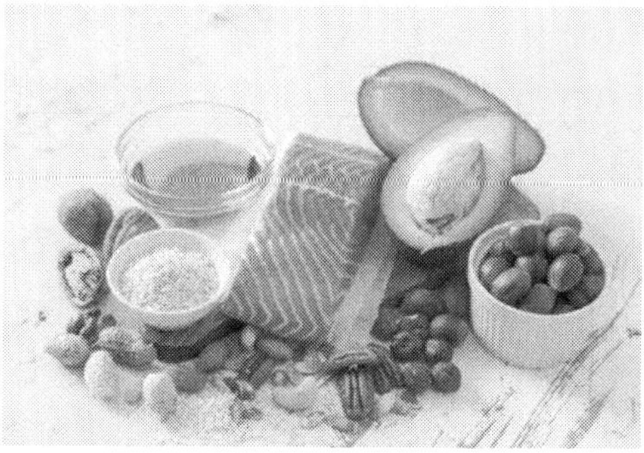

Es sollte nicht vergessen werden, dass das **Fettdepot** der größte ***Energiespeicher*** unseres Körpers ist, wobei Fette auch als ***lebenswichtiges Polster*** für alle beweglichen Organe dienen und außerdem ***Baustoff*** für die Zellmembranen sind. *Auf Fette können wir nicht verzichten.*

Fette liefern zwar viel Energie, üben aber relativ geringen Einfluss auf den **Muskelaufbau** aus. Allerdings wirken Fette auf die ***Testostertonsynthese*** ein; die Omega-3-Fettsäuren erhöhen die Fluidität, d. h. die Durchlässigkeit, der Zellmembranen, was wiederum ***positive Auswirkungen auf den Eiweißstoffwechsel*** haben kann.

Die *„Deutsche Gesellschaft für Ernährung“* empfiehlt, dass **30 % der durch die Nahrung aufgenommenen Energie aus Fetten** bezogen werden sollte, wobei gesättigten Fettsäuren und sogenannte „Trans-Fette“ nur in geringem Maße zugeführt werden sollten. Sie führen zu einem ***negativen Blutfettspiegel***.

Wenn du Muskelaufbautraining betreibst, solltest du eine **Faustregel** kennen, die besagt, dass du ***täglich 1 Gramm Fett pro Kilogramm Körpergewicht*** zu dir nehmen kannst. Das sind bei 70 Kilogramm 70 Gramm Fett.

Dabei ist allerdings zu beachten, dass es einen ***Spielraum*** nach oben oder nach unten gibt. Wenn du weniger Fett zu dir nimmst, musst du darauf achten, dass die Menge an ***essenziellen Fettsäuren und fettlöslichen Vitaminen*** konstant bleibt.

Kohlenhydrate, lateinisch *„Saccharide“*, sind Makronährstoffe, die aus *Kohlenstoff, Wasserstoff und Sauerstoff* bestehen und dir am schnellsten ***Energie*** liefern.

Sie werden in ***Einfach-, Zweifach- und Mehrfachzucker*** unterteilt. Du findest Kohlenhydrate in *Kartoffeln, Reis, Pasta, Getreide, Milch, aber auch in Obst, Gemüse und Hülsenfrüchten.*

Die **Energie**, die du für deine Muskeln beim Muskelaufbautraining benötigst, stammt zumeist aus ***Kohlenhydraten***. Leidest du an einem Kohlenhydratmangel, hat das für deine ***Leistungsfähigkeit negative Auswirkungen***.

Jedoch muss die Kohlenhydratzufuhr nicht so hoch sein wie vielleicht vermutet. Studien haben gezeigt, dass bereits ***50 Gramm Kohlenhydrate*** täglich ausreichen, um die sogenannte **„anaerobe Ausdauerleistungsfähigkeit“** zu gewährleisten.

Dennoch aber gibt es Folgendes zu bedenken: Da das **Gehirn** primär ***Glukose als Energiequelle*** benötigt, sind etwa *120 Gramm pro Tag* notwendig.

Was die **optimale Menge an Kohlenhydrate** betrifft, gibt es bisher keine abschließenden Aussagen. Du kannst aber einen Wert von ***3–7 Gramm pro Kilogramm Körpergewicht*** als grobe Faustregel verwenden.

Nutrient-Timing

Das **„Nährstoff-Timing"** dient dazu, den richtigen ***Zeitpunkt für die Aufnahme von Mikro- und Makronährstoffen*** zu wählen. Denn dieser ist neben der Menge der aufgenommenen Stoffe ebenfalls wichtig.

Dein Körper befindet sich vor allem nach deinen Trainingseinheiten und bis etwa ***2–3 Stunden*** danach in einem **„anabolen", d. h. muskelaufbauenden Zustand**. Das bedeutet, dass du in diesem Zeitfenster die Versorgung deines Körpers mit **Proteinen und Kohlenhydraten** gewährleisten solltest.

Sind **Aminosäuren** verfügbar und regen die **Kohlenhydrate** im Körper gleichzeitig die Ausschüttung von ***Insulin*** an, kann die **Muskeleiweißsynthese** optimal vonstattengehen.

Der empfohlene Wert beträgt ***45–75 Gramm Kohlenhydrate und 15–25 Gramm Proteine*** als Zufuhrmenge, was den positiven Nebeneffekt mit sich bringt, dass die während des Trainings geleerten *Glykogenspeicher wieder aufgefüllt* werden können.

Außerdem solltest du darauf achten, dass die Zufuhr von Proteinen ***kontinuierlich*** erfolgt, damit der **Muskelanabolismus angeregt** und der **Muskelkatabolismus gehemmt** werden kann.

Nimmst du proteinreiche Nahrung zu dir, bewirkst du, dass der ***anabole Muskelzustand etwa 5–6 Stunden*** anhält. Darum solltest du deine Mahlzeiten in den entsprechenden Abständen zu dir nehmen, sodass die *Eiweiße deinem Körper immer zur Verfügung* stehen.

Gesunde Lebensmittel für den Muskelaufbau

Es ist bereits mehrfach angeführt worden: Deine **Ernährung** spielt eine zentrale Rolle beim Muskelaufbau. Wie schon aus den vorherigen Angaben zu entnehmen, sind es besonders Lebensmittel, die dir viele ***Proteine, Mikronährstoffe***, d. h. ***Vitamine und Mineralien***, liefern.

Du solltest immer daran denken, dass du **keine Diät** betreibst, bei der du auf Fette und Kohlenhydrate verzichten musst. Darum achte auch immer auf eine ausreichende Menge an **gesunden Fetten und Kohlenhydraten** in deiner Nahrung.

Außer der Nahrung selbst sind es die **Essgewohnheiten**, die du überprüfen musst. Sie haben einen wesentlichen Einfluss auf deinen Muskelaufbau und können die ***Effekte deines Trainings*** leicht zunichtemachen.

So denke daran, dass der **Nährstoffbedarf**

direkt nach einer Trainingseinheit natürlich gesteigert ist. Eine Nährstoffaufnahme dient also dem schnellen ***Einsetzen der Muskelregenerationsprozesse***.

Fleisch, Fisch, Eier und Milchprodukte wie Käse sind proteinreiche Lebensmittel. Obwohl **tierische Produkte** in der letzten Zeit bei vielen Menschen in Ungnade gefallen zu sein scheinen, ist ihre sogenannte **„biologische Wertigkeit" (BW)** im Gegensatz zu pflanzlicher Nahrung höher.

Das bedeutet, dass dein Körper relativ betrachtet **größere Proteinmengen aus tierischer Nahrung** ziehen kann. Und das auch, wenn eine pflanzliche Nahrung rechnerisch genauso viele Proteine besitzen sollte.

Nachstehend eine Liste mit Nahrungsmitteln, die dich bei deinem **Muskelaufbau** ***nachhaltig und gesund*** unterstützen werden:

- Eier

Das **Eiweiß im Eigelb** von Eiern bietet dir eine ***hohe biologische Wertigkeit (BW)***. Diese liegt bei ganzen ***100 %***!

Dieser Wert gilt als Maßstab dafür, wie effektiv ein Protein, das über die Nahrung aufgenommen wird, ***in körpereigenes Protein umgewandelt*** wird.

Außerdem enthalten Eier ***lebenswichtige Vitamine***, aber auch ***Mineralstoffe***, wie z. B. *Riboflavin, Folat, Eisen, Phosphor und Zink*. Die *Vitamine B6, B12, D und E* sind ebenfalls in Eiern zu finden.

Darum sind Eier ***sehr effiziente Lebensmittel***, die im Vergleich zu ihrer Größe mit 8 Gramm Proteine überaus gut für die Unterstützung des **Muskelaufbaus** geeignet sind.

Wenn du Eier kaufst, solltest du aber darauf achten, dass sie von Hennen aus ***biologisch nachhaltiger Haltung***, d. h. Freilandhaltung, stammen.

- Milchprodukte

Auch Milchprodukte sind an oberster Stelle der **Effizienz** zu nennen, wenn es um Muskelaufbau geht. Sie enthalten relativ große Mengen an ***Proteinen***, wobei *Quark, Hüttenkäse und körniger Frischkäse* den höchsten Eiweißanteil verzeichnen können.

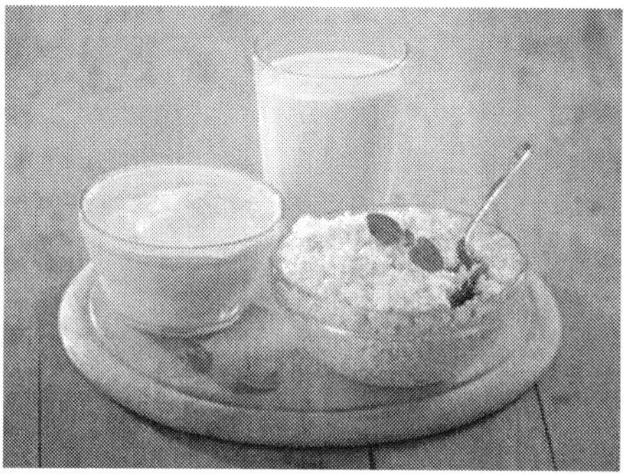

Menschen, die ***Schwierigkeiten haben zuzunehmen***, sollten **reine Milch** auf ihren Speiseplan setzen. Milch selbst macht als Flüssigkeit jedoch weniger satt als die Produkte, die man aus ihr herstellt.

Menschen, die schwer zunehmen, haben in der Regel auch ***Schwierigkeiten damit Muskelmasse aufzubauen***, weshalb sich für diese Personengruppe besonders **voll-**

fette Milch eignet, die leichter sättigt.

Menschen, auf die das Gegenteil zutrifft, die also ***leicht zunehmen*** und auch ***Muskelmasse schneller aufbauen*** können, sollten eher auf die **mageren Milchvarianten** setzen.

- Rindfleisch

Fleisch ist allgemein eine **wichtige Nahrungsquelle** für jemanden, der **Muskelaufbau** betreibt. Rindfleisch z. B. verfügt über viele Proteine, bietet dir aber auch viel *Eisen, Zink und Selen.*

Zudem finden sich in Rindfleisch sogenannte ***„Kreatine“***. Sie versorgen deinen Körper mit der notwendigen **Energie** für dein Krafttraining.

Um deinen Muskelaufbau optimal zu unterstütztzen, ist es wichtig vorzugsweise **mageres Fleisch** zu sich zu nehmen.

Fleisch ist gesund. Das haben Studien ergeben, bei den man herausfand, dass

Männer, die nur wenig ***Selen*** im Blutkreislauf haben, einem fünfmal größeren Risiko ausgesetzt sind, an ***Prostatakrebs*** zu erkranken als Männer mit Normalwerten.

Egal, um welches Fleisch es sich handelt, wenn du Fleisch essen möchtest, achte unbedingt auf eine **biologische Zertifizierung**. Das Fleisch, das du zu dir nimmst, sollten von Tieren stammen, die unter weitestgehend natürlichen Umständen aufgewachsen sind.

Das Fleisch dieser Tiere wird in der Regel ***keine künstlichen Hormonzusätze oder Rückstände medizinischer Präparate*** enthalten. Zudem hat Fleisch von Tieren aus Massentierhaltung für gewöhnlich ***weniger Nährstoffe***.

Obwohl Fett bei deiner Ernährung eine Rolle spielen sollte, gilt es auf **fettarmes Fleisch** zu achten. Bei ***Rindersteaks*** ist das in der Regel gegeben. Ansonsten eignet sich ***Hühner- und Putenfleisch***, das viel Eiweiß enthält. ***Schweinefleisch*** ist aufgrund seines Proteingehalts empfehlenswert, wenn es *nicht zu fett* ist.

Außerdem sollte das Fleisch, das du zu dir nimmst, immer **frisch** sein. Auch darf es ***nicht industriell verarbeitet*** sein, wie z. B. in Konservendosen. Fleisch also am besten immer von der *Frischetheke.*

- Hühner- oder Putenfleisch

Natürlich bietet dir sogenanntes **„weißes" Fleisch**, wie eben *Hühner- und Putenfleisch*, viele ***Proteine***. Doch es sollte auch **mager** sein.

Aber auch das **„dunkle" Fleisch** von Huhn und Pute, das zusätzlich ***Fett*** besitzt, sollte auf deinem Ernährungsplan stehen. Dunkles Hühner- oder Putenfleisch kann deinen ***Cholecystokininspiegel (CCK)*** anheben. Cholecystokinin ist ein Hormon, das eine ***Appetitzügelnde Wirkung*** aufweist. Wenn du es zu dir nimmst, gelingt es dir, nach einer Mahlzeit *länger gesättigt* zu sein.

- Lachs

Genauso wie **Makrelen** oder **Sardellen** gehört **Lachs** zu den ***fettigen Fischarten***, die sich gut für deinen Muskelaufbau eignen. Lachs enthält natürlich viele ***hochwertige Omega-3-Fettsäuren***, die zum einen den *Abbau des Muskelproteins* minimieren, zum anderen die *Muskelerholung* nach deinem Training beschleunigen.

Was Fisch betrifft, gilt: *Je weniger er verarbeitet wurde, desto mehr* ***Nährstoffe*** *hat er.*

Fisch liefert wichtige ***Proteine*** für den Muskelaufbau, sowie große Mengen an ***Omega-3-Fettsäuren***. Diese Fettsäuren wirken **entzündungshemmend** in deinem Organismus, d. h. sie reduzieren den Muskelabbau und spielen zudem bei der Bildung von Wachstumshormonen und Muskelglykogen eine wichtige Rolle.

Besonders geeignet für deinen **Muskelaufbau** sind ***fettige Fischarten*** wie *Lachs, Makrele, Sardelle, Sardine, Hering, Forelle.*

- Joghurt

Joghurt stellt eine optimale Kombination aus wichtigen **Proteinen und Kohlenhydraten** dar, die du für die ***Muskelregeneration*** dringend benötigst.

Wenn du regelmäßig/täglich Joghurt zusammen mit Obst isst, kannst du dadurch deinen ***Insulinspiegel erhöhen***. Das wird von den zusätzlichen Kohlenhydraten im Obst bewirkt. Auch hierdurch kannst du den *Abbau der Muskelproteine erfolgreich minimieren.*

- Gemüse

Dein Ernährungsplan für den Muskelaufbau sollte auch sogenannte **„faserige" Kohlenhydrate** beinhalten. Dafür sind besonders folgende Gemüsesorten geeignet:

-Tomaten
-Zwiebeln
-Spargel
-Grüne Bohnen

-Brokkoli
-Blumenkohl
-Knoblauch

Gemüse hilft den **Verdauungsprozessen** und eine effektive Verdauung macht es möglich, dass dein Körper **Nährstoffe** aus den Lebensmitteln besser aufnehmen und ***verstoffwechseln*** kann.

- Olivenöl

Man konnte in Studien feststellen, dass das **einfach gesättigte Fett** in Olivenöl eine ***antikatholische Wirkung*** aufweist, was bedeutet, dass es den *Muskelabbau hemmt.* Es senkt dabei das für dich schädliche Zellprotein ***„Tumornekrosefaktor-a“***, das Einfluss auf die Schwächung deiner Muskeln hat.

Auf alle Fälle solltest du immer **extra-natives Olivenöl** benutzen, und zwar sowohl zum *Kochen* als auch als *Dressing*, etc. Es enthält mehr ***Vitamin E***, das wirksam gegen freie Radikale ist.

Studien haben ergeben, dass **einfach ungesättigte Fettsäuren**, wie sie in extranativem Olivenöl enthalten sind, mit einem verminderten ***Risiko von Herz-Kreislauf-Erkrankungen*** und sogar ***Darmkrebs*** stehen. Auch beeinflusst Olivenöl den ***Cholesterinspiegel*** auf positive Weise.

- Wasser

Wasser ist für viele Menschen oft ein „ungeahnter" Faktor. Tatsache ist, dass deine **Muskeln zu etwa 80 % aus Wasser** bestehen, was bedeutet, dass schon eine geringfügige Veränderung des Wasserhaushalts deines Körpers von wenigen Prozent Auswirkungen auf deine ***Leistungsfähigkeit und Muskelregeneration*** haben kann.

Nimmst du also zu wenig am Tag zu dir, nutzt dein Körper langsame Proteine, um seinen Muskelaufbau zu betreiben. Deine ***Stoffwechselrate sinkt***.

Es ist empfehlenswert, sich vor und nach

den Trainingseinheiten auf die **Waage** zu stellen, um genau zu wissen, wie viel ***Flüssigkeit*** man zu sich nehmen muss. Die Regel dabei ist: *Für jedes Pfund, das du verlierst, musst du 0,7 Liter Wasser trinken.*

Es gibt Präparate, die zusätzlich zum Wasser Mineralstoffe, wie z. B. Kalium und Natrium, besitzen und möglichen Nährstoffmängeln vorbeugen können. Diese **Mangelerscheinungen** entstehen durch ***hohen Flüssigkeitsverlust*** beim Training.

Wenn du zu viel Flüssigkeit durch Schwitzen verlierst, kann es zu einer ***Senkung deiner Leistungsfähigkeit*** können. Aus diesem Grunde sollte die Flüssigkeitszufuhr regelmäßig erfolgen. Ratsam sind je nach Intensität des Trainings ***150–250 Milliliter alle 15–30 Minuten***.

- Koffein

Es gibt Diätformen, bei denen Koffein ganz oben auf der *Liste der zu vermeidenden*

Stoffe steht. Wenn du Krafttraining betreibst, ist das nicht so. Koffein bewirkt z. B., dass du länger Gewichte heben kannst. Koffein ist ein ***Muskelstimulant***. Es wirkt **direkt**.

Da Gewichtheben z. B. eine anaerobe Aktivität ist, die also keinen Sauerstoff benötigt, ist Koffein dazu dienlich, deine **Leistungsfähigkeit** zu steigern, sodass du ***mehr Übungswiederholungen*** schaffst.

Es ***stimuliert das zentrale Nervensystem***, wobei es gleichzeitig ***Erschöpfungssymptome minimiert***. Koffeinhaltige Power-Drinks sind für Bodybuilder **unverzichtbar**.

- Nüsse, speziell Mandeln

Mandeln stellen eine der reichhaltigsten Quellen für **Alpha-Tocopherol** dar, eine ***Form von Vitamin E***. Sie wird von deinem Organismus sehr gut aufgenommen und ist aufgrund seiner ***antioxidativen Eigenschaften*** für deine Muskulatur wichtig.

Diese Vitamin E Form ist dir dabei behilflich, ***freie Radikale*** zu eliminieren, die deinen Muskeln besonders nach dem Training schaden. Je weniger freie Radikale, desto schneller können sich deine Muskeln **regenerieren**. Um diesen Effekt zu erzielen, reichen ***zwei Handvoll Nüsse täglich***.

Nüsse sind allgemein **gesund**. Da kommt es nicht immer darauf an, welche Sorte du gerade zur Verfügung hast. Wenn du Nüsse kaufst, achte aber darauf, dass sie ***unbearbeitet und unverarbeitet*** sind.

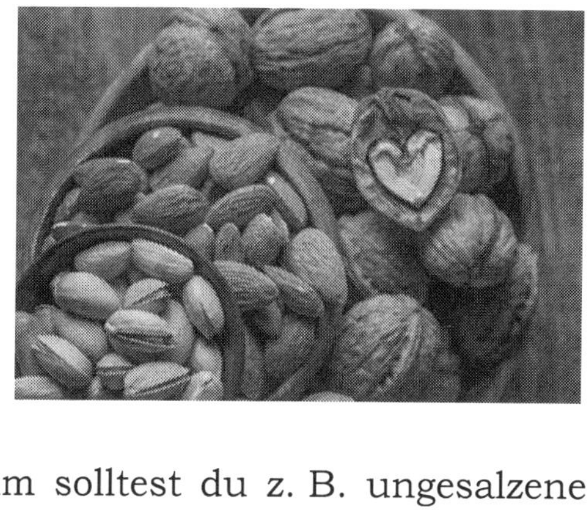

Darum solltest du z. B. ungesalzene Erdnüsse der gesalzenen Variante immer vorziehen. Natürlich sollten ***geröstete, gezuckerte oder sonst wie aromatisierte Nüsse*** auch **nicht** auf deinem Ernährungsplan stehen.

Bei Mandeln entscheide dich z. B. für jene mit Haut. Am besten ist es Nüsse immer als **Naturprodukt mit Schale** zu kaufen.

Soweit die Liste von **Lebensmitteln**, auf die du ***auf keinen Fall verzichten*** solltest. Du kannst nicht jeden Tag jedes dieser Lebensmittel zu dir nehmen. Erstelle dir einen ***sinnvollen und abwechslungsreichen Ernährungsplan***. Weiter unten wirst du ein Beispiel für einen solchen Plan finden.

Es kann sein, dass sich **Probleme bei der Verdauung** bestimmter Nahrungsmittel einstellen. Nicht jeder verträgt ***z. B. Hülsenfrüchte***, wie Bohne und Linsen.

Wenn dies der Fall sein sollte, versuche einfach, Bohnen oder Linsen oder andere Hülsenfrüchte vor ihrer Zubereitung *einen Tag lang in Wasser einzulegen.* Dadurch werden sie ***bekömmlicher***.

Dazu ist es ratsam, Mahlzeiten mit Hülsenfrüchten mit **Kümmel, Ingwer, Chili**

oder Koriander zu würzen. Diese Gewürze sind gut für die ***Verstoffwechselung*** schwer verdaubarer pflanzlicher Stoffe.

Gemüse sollte ***frisch*** zubereitet sein. **Rohkost** ist oft am besten. Aber auch TK-Gemüse eignet sich gut, denn der ***Nährstoffverlust*** ist – wenn überhaupt – nur gering, da die Gemüse direkt nach ihrer Ernte „*schockgefroren*“ werden.

Vitamine für die Muskeln

Vitamine, Mineralstoffe und Spurenelemente sind **Mikronährstoffe**, die zwar deinen Hunger nicht stillen, für deinen Körper aber **lebensnotwendig** sind.

Es gibt zahlreiche Vitamine, die gerade beim Muskelaufbau eine zentrale Funktion einnehmen. So unterstützt **Vitamin A** deinen gesamten ***Hormonstoffwechsel***, d. h. ist bei der Bildung von Muskelaufbauhormonen wie *Testosteron* maßgeblich beteiligt.

Vitamin D steigert ebenfalls die Bildung von ***Testosteron***. Vitamin D ist ein Vitalstoff, den du ***„gratis" über die Sonnenstrahlen*** bekommst. Dafür ist es wichtig, zwischen den Trainingseinheiten, nach draußen zu gehen. Wenn du trainierst und z. B. einen Bürojob hast, solltest du daher Zeit für *Spaziergänge in der Natur* einplanen.

Willst du **Vitamin D über die Nahrung** zu

dir nehmen, findest du es in großen Mengen in ***Fischöl***, das es auch als Präparat gibt.

Vitamin B6 ist an dem ***Proteinstoffwechsel*** beteiligt, tut aber auch deinem ***Muskelaufbau*** gut.

Die **Vitamine C und E** tragen Mitverantwortung für den äußeren wie inneren ***Schutz all deiner Körperzellen***, so auch der *Muskelzellen.*

Das **Vitamin Folsäure** ist an allen Prozessen im Körper beteiligt, die man als ***„anabol“*** bezeichnet. Es ist also ein „*Wachstumsvitamin*“. Da auch Muskelaufbau anabol ist, solltest du versuchen, ausreichende Mengen dieses Vitamins zuzuführen.

Ein weiteres wichtiges Vitamin aus der B-Reihe ist **B12**, welches der ***Blutversorgung*** des Körpers dient. Sollte die Blutversorgung der Muskeln nicht ausreichend erfolgen, wird auch der ***Sauerstoff- und Nährstofffluss*** in die Muskulatur verringert. Die Folge ist Muskelabbau, wogegen *Vitamin B12* hilfreich eingesetzt werden kann.

Wenn es um **Mineralstoffe** geht, sind ***Magnesium, Zink, Kalzium, Eisen, Jod und Phosphor*** zu nennen. Diese Stoffe beeinflussen die ***Stoffwechselprozesse*** in deinem Körper und dienen zudem dem ***Schutz*** der Zellen.

Damit **Vitamin D** im Körper richtig zur Geltung kommen kann, benötigst du ***Magnesium und Zink***. Magnesium hilft dir außerdem dabei, *Stress* besser widerstehen zu können, denn Stress bewirkt einen schnelleren Muskelabbau. Das geschieht durch das ausgeschüttete *Cortisol.*

Eisen, Jod, aber auch Selen, Kupfer und Mangan spielen beim Muskelaufbau ebenfalls eine wichtige Rolle, weshalb du versuchen solltest, sie immer in ausreichender Menge zu dir zu nehmen.

Nimmst du **Zink** auf, unterstützt du damit die Wirkungsweise von *Vitamin D.* **Selen, Kupfer, Jod und Mangan** dienen auch dem *Muskel- und Hormonstoffwechsel*, sowie dem *Schutz* deiner Muskelzellen. Die Wirkungsweise von **Eisen** umfasst unter anderem den *Muskelmetabolismus* sowie den *Sauerstofftransport* in deine Muskulatur.

Ernährungsregeln

Man kann **6 Regeln** aufstellen, die einen **gesunden Muskelaufbau** gewährleisten. Für einen ***optimalen Ernährungsplan*** solltest du sie unbedingt beachten:

1. Regel:
Alle Speisen, die du zu dir nimmst, sollten ***biologisch wertige Eiweiße***, wie z. B. *Molkenprotein oder Casein*, in einer Menge von etwa ***30–40 Gramm pro Portion*** enthalten.

2. Regel:
Verzichte niemals auf dein ***Frühstück***!

3. Regel:
Im Tagesverlauf solltest du ***alle 2–3 Stunden*** eine ***Snack Pause*** einlegen

4. Regel: Unmittelbar vor und nach deinen Trainingseinheiten immer ***proteinreiche Nahrung*** zu dir nehmen. Die üppigste Speise des Tages immer etwa *1 Stunde* *nach dem Training* zu dir nehmen.

5. Regel:

Niemals deinen ***Abendsnack*** vergessen! Vor dem Ruhen benötigt dein Körper noch mal *Energie*, um einen nächtlichen Muskelabbau zu vermeiden.

6. Regel:

Viel trinken! Ausreichende Versorgung des Körpers mit ***Flüssigkeit*** ist in jedem Ernährungsplan von größter Wichtigkeit, da die menschliche *Muskulatur zu 80 % aus Wasser* besteht. Mach es dir zur Pflicht, *mehrere Liter Wasser am Tag* zu trinken.

Ernährungsplan - Beispieltag

Vielen Menschen fällt es durchaus schwer, sich trotz ***ausreichender Informationen*** einen eigenen **Ernährungsplan** zu erstellen. Falls auch du unsicher bist, wie genau dein Tagesablauf aussehen könnte, nachstehend ein **Beispieltag**, der dir als ***Orientierung*** dienen kann.

Hierbei ist das **Training** auf den ***Nachmittag*** verlegt worden. Das bedeutet, dass du die tägliche ***Hauptmahlzeit am Abend*** einnimmst. Dabei variieren die ***Nahrungsmengen*** natürlich je nach Körpergewicht und individuellem Leistungsniveau:

1. Morgens

Jeder Tag beginnt mit einem **Frühstück**. Ohne Frühstück solltest du nicht aus dem Haus gehen.

Ein Beispiel: Du nimmst ein *Eiweiß-Shake mit Quarkcreme* oder ein *Vollkornmüsli* zu dir. Dazu *Milch und Beeren*. Alternativ kann es ein *Vollkornbrötchen mit Putenaufschnitt oder Bündnerfleisch* und einem *gekochten Ei* sein.

Dazu trinkst du z. B. einen *Milchkaffee* oder ein Glas *Sojamilch*.

2. Vormittags

Vormittags folgt dann immer dein **erster Tagessnack**.

Der kann bestehen aus *50 Gramm Thunfisch mit Gurkenscheiben und Quark* oder auch aus *Putenbrust mit Mandarinen*.

Als Getränk bietet sich ein Glas *Wasser* an.

3. Mittags

Deine **Mittagsmahlzeit** kann z. B. aus einem *großen gemischten Salat mit Soja-*

sprossen bestehen. Dazu kannst du *fettarmes Fleisch oder fettarmen Fisch, gekochten Reis oder Vollkornnudeln* kombinieren. Ein proteinreicher *Quark-Dip* eignet sich gut als zusätzliche Beilage.

Zu trinken gibt's *Wasser* in ausreichender Menge.

4. Nachmittags

Deine Trainingsperiode ist bald dran. Kurz davor nimmst du einen **zweiten Snack** ein, der z. B. aus *Obstsalat und Quarkcreme* oder aber aus einem *Fruchtshake aus Erdbeeren und/oder Bananen* bestehen kann.

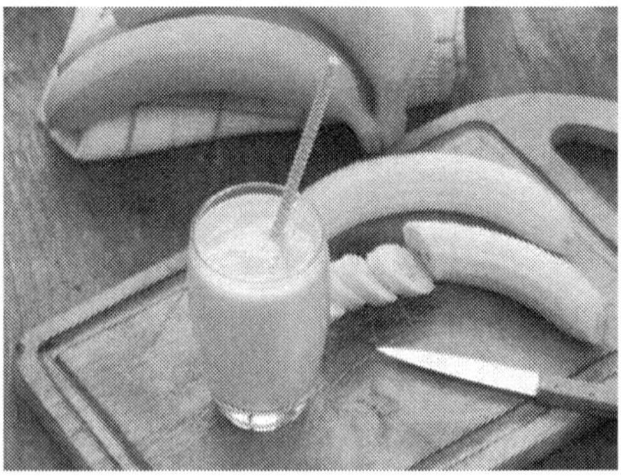

Unmittelbar nach deinen täglichen ***Trai-***

ningseinheiten nimmst du dann deinen **dritten Tagessnack** zu dir. Das kann ein *Eiweiß-Shake mit proteinreicher Quarkcreme* sein.

5. Abends

Nun folgt die **Hauptmahlzeit** des ganzen Tages: das **Abendbrot**. Du solltest ***eine Stunde nach dem Training*** zu Abend essen. Die Mahlzeit selbst kann z. B. aus *gebratenem Gemüse mit fettarmem Fleisch oder Fisch* bestehen. Dazu gibt es *2 Spiegeleier mit Kartoffeln oder Reis, Vollkornnudeln oder Hülsenfrüchten.*

Als Getränke wählst du z. B. zwei Gläser *Wasser* oder *Sojamilch.*

6. Zur Nacht

Das ist dein **„Gute-Nacht-Snack"**. Dafür bieten sich Nahrungsmittel an, die über große Mengen des *langsamen Proteins Casein* verfügen, wie z. B. eine *Quarkcreme.*

Muskelregeneration und Schlaf

Die **Basics** im Leben werden häufig missachtet. Das gilt für ***Wasser*** als gesundes Nahrungsmittel genauso wie für den ***alltäglichen Schlaf***, der in der heutigen Zeit bei vielen Menschen viel zu kurz kommt.

Aber kann man auch Muskeln im Schlaf aufbauen?

So einfach ist es denn doch wieder nicht. Schlaf spielt jedoch eine entscheidende Rolle bei der **Erholung der Muskulatur**. Wenn du also ein tägliches Muskelaufbautraining absolvierst, solltest du ganzheitlich denken und auch für ***ausreichend gesunden Schlaf*** sorgen.

Doch wie genau hängen Muskelregeneration und Schlaf zusammen?

Während du schläfst, macht sich dein Körper daran, mögliche **Gewebeverletzungen** zu reparieren. Aber mehr noch: Er schüttet auch **Wachstumshormone** aus, um die *Muskelmasse* zu vergrößern und die *Leistungsfähigkeit* wieder zu erhöhen.

Schlaf setzt ein, wenn der Körper auf die **Verminderung äußerer Reize** reagiert. Dabei wird auch der ***Stoffwechsel*** verlangsamt, die ***Körpertemperatur*** wird um 0,4 Grad gesenkt und der ***Puls*** wird langsamer.

Der Schlaf unterteilt sich in der Regel in ***zwei Phasen***, von denen jede etwa ***90 Minuten*** dauert. Das ist die **Tiefschlafphase** und die **Traumschlafphase**.

Geht es während des **Traumschlafs**, die man auch **REM-Phase** nennt, primär, um die ***mentale Erholung***, dient die **Tiefschlafphase** dazu den Körper, d. h. auch deine Muskeln, zu ***regenerieren***. In dieser Zeit werden im Schlaf erhebliche Mengen an **Hormonen** ausgeschüttet, die für die die ***Regeneration*** und das ***Wachstum*** der Körperzellen zuständig sind.

Es wird klar, dass du erst in die **Tiefschlafphase** kommen musst, damit dein

Körper diese ***Regenerationsmaßnahmen*** vornehmen kann. Das aber geschieht bei vielen Menschen nur selten. Meistens ist ihr Schlaf zu ***oberflächlich***, zu ***kurz*** oder wird ***unterbrochen***.

Geht es um Muskelregeneration, kommt eine Theorie mit ins Spiel, die man **„Replay-Theory“** nennt. Man geht heute davon aus, dass im Gehirn, während des Schlafens sogenannte ***„psychomotorische Abläufe“*** rekapituliert werden, um *Erfahrungen des Tages* zu verarbeiten. So ist es möglich, am nächsten Tag das *Gelernte zu erinnern und zu verwenden.*

Das betrifft auch Bewegungsmuster oder Bewegungsabläufe, wie z. B. **Muskelübungen**. Diese Prozesse sollen ebenfalls während der Tiefschlafphase stattfinden. Es geht also nicht nur um die ***Qualität des Schlafs***, sondern auch um seine ***Dauer***.

Wie viel Schlaf ein Mensch benötigt, hängt natürlich von vielen Faktoren ab. Es gibt aber eine **Faustregel**, die man beachten kann. Sie lautet, dass Menschen, die

Muskelaufbautraining betreiben, ***täglich mindestens 8 Stunden Schlaf*** benötigen. Kannst du nachts nur 6 Stunden schlafen, solltest du die verlorenen 2 Stunden tagsüber nachholen. Dafür kommt ein ***Mittagsschlaf*** infrage.

Natürlich ist auch die **Qualität des Schlafs** bedeutsam. Das bedeutet, dass du eine ***entspannende Schlafatmosphäre*** haben solltest. Vor dem Schlafengehen immer 10 Minuten ***lüften***, das Schlafzimmer aber nicht auskühlen lassen. Wenn es zu kalt wird, kann es sein, dass du *unruhig schläfst*, auch weil du befürchten musst, dich zu *erkälten.*

Um zu gewährleisten, dass dein Körper im Schlaf **Melatonin** ausschüttet, solltest du darauf achten, dass der Raum, in dem du schläfst, ***dunkel*** ist. Aber auch ein Faktor wie die ***Matratze*** kann den Schlaf negativ beeinflussen. ***Wohlfühlen ist die Devise.***

Zu **wenig Schlaf** verursacht ***Stress*** und ruft die ***freien Radikale*** auf den Plan, die dafür sorgen, dass deine *Muskulatur abgebaut* wird. Hier ist das **Stresshormon**

Cortisol zu nennen. Es wird im Körper ständig synthetisiert, bei Stress aber vermehrt ausgeschüttet, wodurch sich der Cortisolspiegel erhöht und katabole Prozesse in Gang gesetzt werden, die den ***Abbau von Muskelmasse*** bedeuten.

Aber auch **Insulin** spielt eine nicht zu unterschätzende Rolle. Ein Schlafdefizit hat negative Auswirkungen auf die ***Sensitivität deiner Muskel- und Fettzellen***, wogegen *höhere Insulinausschüttungen* benötigt werden. Das wiederum stört den Muskelaufbau und führt dazu, dass sich ***Fettdepots*** bilden, die du nicht haben willst.

Ausreichend gesunder Schlaf dagegen bewirkt das Ansteigen des ***Testosteronspiegels*** und deine Muskeln können sich nicht nur *regenerieren*, sondern auch *wachsen*.

Die häufigsten Fehler beim Muskelaufbau

Das Thema „Muskelaufbau" ist komplex und darum geschieht es nicht selten, dass sich **Fehler in der Vorgehensweise** einschleichen. Vielleicht sind es auch die Vorstellungen, die der eine oder andere dazu haben mag, die nicht der ***Praxis*** entsprechen.

Nachstehend eine Reihe von **Fehlern**, auf die man häufig stoßen kann:

Trainieren ohne Ziel

Wer sich auf den Weg macht, ohne zu wissen, wo er hinwill, *verirrt sich.* Das gilt auch beim Muskeltraining. Wie bei so vielen anderen Dingen des Lebens auch, ist es wichtig, das **richtige Mindset** zu haben. Dazu gehört, dass du dir bestimmte **Ziele** setzt, bevor du mit deinen Trainingseinheiten beginnst.

Wo *willst du hin? Welche* ***Muskelpartien*** *willst du aufbauen? Welche* ***Gewichte*** *brauchst du dazu? Wie* ***„viel“ Bodybuilder*** *willst du sein? Welchen* ***Körperbau*** *wünschst du dir?*

Dabei ist es nicht falsch, die **Ziele hoch anzusetzen**. Wichtig ist es, dass du die ***Etappenziele*** setzt. Das ist z. B. bei einem 8-wöchigen Muskelaufbautraining sehr gut möglich. Etappenziele lassen das letztendliche Ziel „***näher***“ erscheinen und helfen dir dabei, die ***Motivation*** aufrechtzuerhalten.

Trainieren ohne Übungsplan

Ohne einen ***festen, gut strukturierten und an deine Vorgaben angepassten Trainingsplan*** wirst du keinen Erfolg haben. ***Struktur*** und ***geregelte Übungszeiten*** sind überaus wichtig. Auch wird dein Training und werden deine Trainingsergebnisse für dich *überschaubar* und *analysierbar*.

Schludrigkeit bei der Ausführung der Übungen

Es kann vorkommen, dass ein Muskel o-der eine Muskelpartie nicht wie gewünscht wächst, weil die dazugehörige Übung schlichtweg **nachlässig oder unzureichend ausgeführt** wurde.

Durch *zu schnelles Reißen, Stemmen oder Drücken* der spezifischen Muskulatur kommt es zu ***Falschbelastungen***, die nicht nur negative Folgen für dein Muskelwachstum, sondern auch für deine Wirbelsäule und Gelenke haben. Auch schwerwiegende ***Zerrungen*** und andere ***Verletzungen*** sind dadurch möglich.

Übertrainieren

Man sollte mit einem kühlen Kopf an das Training gehen. Wenn du **übereifrig** bist, kann es passieren, dass du zu viel trainierst. *Weniger ist daher oft mehr.*

Zudem sind **Pausen** wichtig, in denen sich die Muskeln ***regenerieren*** können. Oft wird der Fehler begangen, Pausen auszulassen, weil man schnell das Tagesziel erreichen will. Das ist ***kontraproduktiv***, denn es kann dazu führen, dass deine Muskeln abgebaut werden.

Du solltest deinen Muskeln nach dem Training eine ***durchschnittliche Auszeit von 48 bis 72 Stunden*** gönnen.

Zu viel Gewicht

Übergewicht ist nicht nur schlecht, wenn du es am Körper trägst. Höhere Gewichte solltest du erst dann an den Stangen verwenden, wenn du die **Technik** auch sicher handhaben kannst.

Das bedeutet, dass du ***mehr als 12–15 Übungswiederholungen pro Satz*** schaffen solltest. Damit kannst du eine nicht ungefährliche ***Überbelastung*** verhindern.

Einseitige Übungen

Die **Reize**, die deine Muskeln dazu anregen zu wachsen, müssen entsprechend ***intensiv bzw. groß*** sein. Wenn du über eine lange Zeit hinweg immer wieder dieselben Übungen absolvierst, forderst du deine Muskeln nicht. Sie wollen nicht „***gelangweilt***" werden.

Wenn du das richtige ***Mindset*** hast und eine *Muskulatur „verstehst"* steigere nicht einfach nur die Gewichte, sondern bietet ihr ***Abwechslung***, damit sie wachsen kann.

Undisziplinierheit

Egal, welches Ziel du erreichen willst, ob *trendiges Sixpack* oder einfach nur die *Figur „aufpeppen"*, **Disziplin** ist oberstes Gebot.

Muskelaufbau ist ein ***kontinuierlicher Prozess***, den du am Laufen halten musst. *Längere Unterbrechungen* oder *spontane Veränderungen der Ernährungsweise* tun deinem Vorhaben nicht gut.

Körperteile vernachlässigen

Häufig kommt es vor, dass Menschen, die Muskeltraining betreiben, ihre **Beinmuskulatur vernachlässigen**. Sie konzentrieren sich dann nur auf den ***Oberkörper*** und leider nicht auf die **„größten" Muskeln** des menschlichen Körpers. Trainierst du sie, schüttet dein Körper große Mengen an ***Wachstumshormonen*** aus, die nebenbei auch der *Arm-, Schulter-, Brust- und Rückenmuskulatur* zugutekommen.

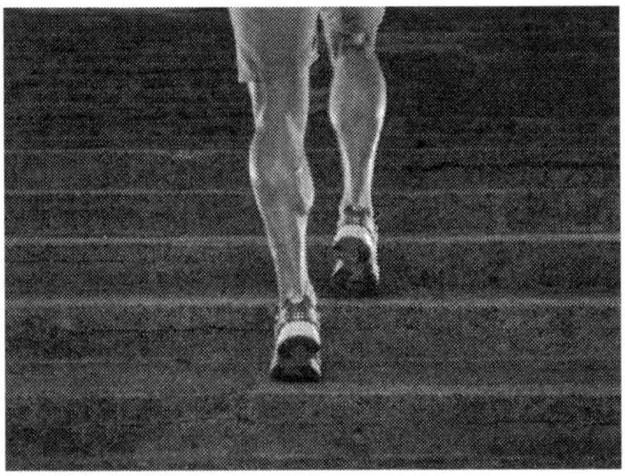

Zwischenzeitliches Aufgeben

Selbst wenn du dir Training und die Trainingsumstände *so effektiv wie möglich* gestaltet und du jeden Tag *voller Elan* an die Übungseinheiten gehst, vor einer Sache ist niemand gefeit: **Trainingsplateaus.**

Ein „Trainingsplateau“ ist eine Phase, in der es ***nicht so vorangeht, wie du es dir wünschst***. Diese Phase können ganze *Wochen*, aber auch ganze *Monate* anhalten. Dabei bleibst du auf einem bestimmten Niveau „hängen“, du machst ***keine Fortschritte*** mehr.

Diese Umstände führen oft dazu, dass Menschen aufgeben und nicht mehr die ***nötige Motivation*** zum Weitermachen aufbringen können. Doch gerade darum geht es: **Weitermachen!**

Du solltest dir im Falle eines Trainingsplateaus immer sagen, dass diese Phase ***vorübergehend*** ist und dass die darauffolgende Trainingsphase ***umso effektiver*** verlaufen wird.

Trainingsplateaus können auch aufgrund ***falscher Übungen*** einsetzen, was bedeuten kann, dass du vielleicht deine Muskeln nicht genügend gereizt hast oder aber *Pausenzeiten* oder *Ernährung* in ein Ungleichgewicht gefallen sind. Das gilt es dann zu überprüfen.

Fitnessmythen

Es geschieht nicht selten, dass Menschen mit den **falschen Vorstellungen** an ihr Muskelaufbautraining gehen. Daran sind oft die ***Medien*** schuld, so werden in Filmen z. B. oft Dinge suggeriert, die bei genauem Hinsehen ***nicht realistisch*** sind.

Da kann man z. B. *eingeölte, muskelbepackte Bodybuilder* sehen, die *ständig und ohne Unterlass* im Fitness-Center *bis zum Umfallen* trainieren ... womit auch schon die erste **Fitnessmythe** angesprochen ist.

-Mehr als 3-mal wöchentlich trainieren

Eine der häufigsten Ursachen für einen ausbleibenden Muskelaufbau oder aber eine ***Stagnation*** desselben ist der schlichte **Mangel an Erholungszeiten** für die Muskeln.

Wer nicht genügend pausiert, verzögert seinen Muskelaufbau oder aber macht ihn zunichte. Das sogenannte **„Übertrainieren“** verhindert die ***Regeneration*** der Muskelzellen.

-Viele Übungswiederholungen, optimale Muskeln

Diese Fitnessmythe ist eine der am weitesten verbreiteten. Als Tatsache kann festgehalten werden: Wenn du eine ***Übung über 3 bis 5 Übungssätze 6 oder 12-mal wiederholst*** und deine Muskeln dabei durch das ***gewählte, hohe Gewicht*** vollkommen **erschöpft** sind, hast du den Muskelaufbau besonders **effizient** angeregt. Die Muskeln werden immer *mehr sichtbar*, denn sie werden von *immer weniger Fett* bedeckt.

Eine bessere Muskulatur erreichst du also dann, wenn du auf die **Reduktion von Körperfett** achtest. Das aber ist von mehreren Komponenten abhängig: von ***Ausdauertraining*** und vor allem der ***richtigen Ernährungsweise***, was besonders die *Minimierung von kurzkettigen Kohlenhydraten und gesättigten Fettsäuren* in deiner

Nahrung betrifft.

-Übungsauswahl- und Übungsausführung definieren die Muskelform

Diese Fitnessmythe schließt sich an den vorherigen Punkt an: Auch wenn viele Menschen daran nicht denken, aber die **Muskelform** wird von der **Genetik** bestimmt. Und diese ist **prädisponiert**.

Ein Beispiel ist der Bizepskopf, denn sollte der Muskelbauch großflächig und flach sein, ist es ***unmöglich***, sich einen größeren Umfang ***anzutrainieren***. Ein Mensch, der 1,90 groß ist, hat natürlich eine andere Muskelstruktur als ein Mensch, der nur 1,50 groß ist.

Du kannst also deine Muskulatur nur immer bis zur **genetisch vorgegebenen Grenze** trainieren. Was ihre **Form** betrifft, kann auch das beste Training nichts verändern.

Du kannst nur einen gewissen begrenzten Einfluss auf die Muskelform nehmen, indem du den Muskel ***dehnst***. Doch nur in dem Maße, wie diese Dehnung einer ***Muskelverkürzung*** entgegenwirkt. Mit der Zeit wächst natürlich der Muskel, der am stärksten belastet und gereizt wird. Insofern ist die **Muskelform beeinflussbar**.

-Mehr Fettverlust durch lange Cardio-Sessions, etc.

Du kennst das Bild, das sich dir eröffnet, wenn du in ein Fitness-Center gehst. Menschen strampeln schwitzend auf der Cardio-Maschine, und zwar ***stundenlang***. Trotzdem aber stellt sich ***kein bemerkbarer Erfolg beim Muskelwachstum*** ein.

Lange Cardio-Sessions sind ineffektiv, was den Fettabbau betrifft. **Kurze und intensive Sessions** dienen der ***Fettverbrennung***, sorgen für den ***Erhalt der Muskeln*** und bringen einen längeren „***Afterburner***"-Effekt.

Lange Sessions, die länger als eine Stunde dauern, sind nicht sehr sinnvoll, obwohl sie deine ***Langzeitausdauer*** verstärken und sich dein Körper an den Umgang mit seinen *abgespeicherten Energiereserven* gewöhnt.

Doch je länger die Übungseinheit, desto größer das **Risiko der Überlastung** und des **Muskelabbaus**, da dein Körper auf die *gespeicherte Energie im Muskelgewebe* zurückgreift.

-Muskeln werden in Trainingspausen zu Fett

Häufig wird die Behauptung aufgestellt, dass derjenige, der Muskeln aufbaut, nach dem Training **dick** werden würde. Der Körper würde ***Muskel- in Fettmasse verwandeln***. Das ist **falsch**.

Muskeln und Fett stellen zwei völlig ***verschiedene Gewebetypen*** dar, die sich in der Molekularstruktur stark unterscheiden. So ist es **unmöglich**, dass *aus Muskeln Fett* wird.

Wer allerdings mit seinem Muskelaufbautraining aufhört und es parallel dazu vermeidet, sein **Ernährungsverhalten** an den **erniedrigten Kalorien- bzw. Energiebedarf** anzupassen, bewirkt, dass sich die ***Energiebilanz*** verschlechtert und der Körper wieder *Fett* ansetzt. Wenn man dann kein weiteres Training absolviert, werden zudem die Muskeln wieder abgebaut.

-Sit-ups gegen Bauchfett

Viele Sit-ups sollen den **Bauch straffen** und ein **Sixpack** kreieren. So lautet die Behauptung, die man des Öfteren hören kann. Dabei sind die Muskeln im Bauchbereich Muskeln wie alle anderen, die man am besten ***reizen*** kann, indem man die ***Wiederholungen der Übungen auf 6 oder 12 erhöht***.

Dazu besteht die Option, ***Zusatzgewichte*** einzusetzen, die die Bauchmuskulatur noch stärker belasten. Ob aber ein Sixpack sichtbar wird, hängt grundsätzlich vom **Anteil des Körperfetts** ab. ***Punktuelles Abnehmen ist nicht möglich.***

-Bodybuilder dürfen nur Proteine und Kohlenhydrate zu sich nehmen

Natürlich ist es nicht die Absicht des Kraftsportlers, viel Körperfett mit sich herumzutragen. Trotzdem aber kann auch ein Kraftsportler ***nicht auf Fett verzichten***. Das wäre nicht nur **kontraproduktiv**, sondern auch **gesundheitsschädlich**.

Proteine, Kohlenhydrate und Fett stellen **lebenswichtige Makronährstoffe** dar, auf die der Körper nicht verzichten darf, wenn er einen Muskelaufbau durchführen soll.

Ein ausreichender **Vorrat** an diesen Makronährstoffen ist empfehlenswert, wobei ***ungesättigte Fettsäuren (Omega-3 und Omega-6)*** besonders genannt werden müssen. Omega-3-Fettsäuren finden sich in großen Mengen in ***Salzwasserfischen***, während Omega-6-Fettsäuren in ***biologisch wertigen Pflanzenölen*** vorkommen.

Wer Fette aus seinem Ernährungsplan verbannt, stört seine ***Hormonproduktion***, den ***Energiestoffwechsel*** und die Fähigkeit des Körpers, adäquat auf ***Infekte und Entzündungen*** zu reagieren.

-Männer und Frauen müssen unterschiedlich trainieren

Natürlich bringen Männer und Frauen genetisch bedingt **unterschiedliche Körperstrukturen** mit, was aber eine Frau z. B. nicht daran hindern muss, auch solche Übungen zu absolvieren, die vielleicht Männern vorbehalten sein mögen.

An der Startlinie des **Muskelaufbaus** herrscht als gewissermaßen eine ***Gleichheit der Geschlechter***.

Unterschiede gibt es im Hinblick auf den ***Hormonspiegel***. Männer verfügen über einen höheren ***Testosteronspiegel***, während Frauen einen höheren ***Östrogenspiegel*** haben. Dadurch können Männer ***schneller*** Muskeln aufbauen als Frauen.

-Das Alter macht Kraftsport unmöglich

Den Satz *„Ich habe Angst, ins Fitness-Center zu gehen und Kraftsport zu treiben“* kann man oft hören. Viele Menschen fühlen sich ab einem gewissen Alter ***abgeschreckt***, wenn es um **Muskelaufbautraining** geht.

Zwar ist es zutreffend, dass die ***Hormonproduktion*** mit fortschreitendem Alter abnimmt und sich auch der ***Metabolismus*** verlangsamt, dennoch aber sollte *Muskelaufbautraining für ältere Menschen* **kein No-Go** sein.

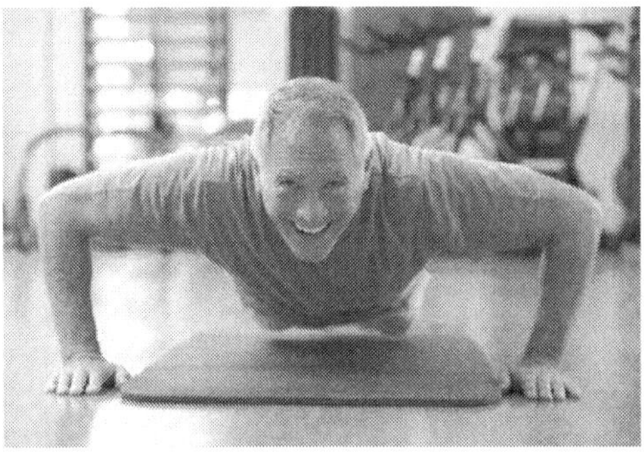

Zwar verlangsamt sich die ***Fettverbrennung*** im Alter und auch ***Muskeln werden nicht mehr so schnell aufgebaut*** wie in früheren Lebensjahren, doch ein mit Augenmaß entworfener **Trainingsplan** verhindert, dass Knochen und Gelenke *überbeansprucht* und *verletzt* werden.

Kraftsport ist z. B. sehr gut gegen ***Osteoporose***. Im Gegenteil: Sie werden gestärkt. Dasselbe trifft auf ***Herz und Lunge***. Ferner werden das ***Immunsystem*** gestärkt und der ***Cholesterinspiegel*** in einem ausgeglichenen Zustand gehalten. Zudem können die normalen ***Abbauprozesse des Körpers*** verzögert werden.

33-mal Gesundheit mit Low-Carb-Speisen

Morgens

1. Mit Joghurt und Pfirsich in den Tag (für 1 Portion)

Die Zubereitungszeit für diese Tages-Starter beträgt 10 Minuten.
Die Nährwerte verteilen sich wie folgt: 85 kcal/Fett 1 g/KH 15 g /EW 4 g.

Als Zutaten nimmst du:

- 1 Pfirsich
- 50 g Joghurt
- 50 ml Kokosmilch
- 100 ml kaltes Wasser
- einige Eiswürfel

Für die Zubereitung deines Starters ziehst du zuerst die Pfirsichhaut ab und entfernst den Kern der Frucht.
Danach halbierst du den Pfirsich und schneidest ihn in Würfel.

Die Kokosmilch gießt du in ein Gefäß, dann folgen der Joghurt und die Pfirsich-Würfel. Anschließend alles mit einem Stabmixer pürieren.

Ist ein Püree entstanden, gibst du das kalte Wasser und die Eiswürfel zur Joghurt-Frucht-Masse hinzu.

Schließlich alles in ein Glas geben und genießen.

2. Rotes Zwiebelomelette (für 2 Portionen)

Die Zubereitungszeit für diese Speise beträgt etwa 10 Minuten.
Die Nährwerte verteilen sich wie folgt: 235 kcal/Fett 13 g/KH 13 g/ EW 15 g.

Als Zutaten nimmst du:

- 4 Eier
- 3 rote Zwiebeln
- 1 EL Mineralwasser
- 1 TL Keimöl
- Pfeffer und Salz

Für die Zubereitung dieser Speise schälst und schneidest du zunächst rote Zwiebeln in Ringform.
Dann das Keimöl in einer beschichteten Pfanne erhitzen, die Zwiebelringe hineingeben und bei kleiner Hitze 6 Minuten lang braten.
Während des Bratens die Zwiebelringe immer wenden, damit sie gleichmäßig braun werden.
Die Eier und das Mineralwasser gibst du zusammen in ein großes Gefäß, um beides

miteinander zu verquirlen. Salz und Pfeffer nicht vergessen. Dabei immer wieder umrühren.

Dann die Mischung über die Zwiebelringe geben und bei ebenfalls kleiner Hitze 8–10 Minuten lang stehen lassen, damit alles ruhen kann.

Schließlich vom Herd nehmen und genießen.

3. Protein-Waffel (für 1 Portion)

Die Zubereitungszeit für diese Speise mit mittlerem Schwierigkeitsgrad beträgt etwa 15 Minuten.
Die Nährwerte verteilen sich wie folgt: 158 kcal/Fett 10 g/KH 2 g/EW 14 g.

Als Zutaten nimmst du:

- 4 Eier
- 50 g Butter
- 100 g Magerquark
- 2 EL Rapsöl
- 6 EL Eiweißpulver

Für die Zubereitung dieser Speise lässt du zuerst die Butter in einem erhitzten Topf schmelzen.
Dann gibst du die Eier mit dem Quark, sowie dem Rapsöl hinzu und verrührst alles mit einem Handrührgerät.
Danach das Eiweißpulver unter die Mischung rühren, während du zwischenzeitlich das Waffeleisen vorheizt.
Wenn das Waffeleisen die erforderliche Temperatur hat, gibst du die flüssige Masse mit einem Löffel oder einem Kelch vor-

sichtig in das Waffeleisen und backst den Teig solange, bis er goldbraun geworden ist.

4. Morgen-Wrap mit Low-Carb-Füllung

Die Zubereitungszeit für diese Speise mit leichtem Schwierigkeitsgrad beträgt etwa 15 Minuten.
Die Nährwerte verteilen sich wie folgt: 126 kcal/Fett 8 g/KH 3 g/EW 9 g.

Als Zutaten nimmst du:

- 100 g Hähnchenbrust
- 4 große Eisbergsalatblätter
- 100 g Gouda-Käse in Scheiben geschnitten
- 100 g Paprika
- ½ Zwiebelomelette
- 100 g Griechischer-Joghurt-Frucht-Masse
- 1 TL Mischung aus Kräutern nach Wahl
- Salz und Pfeffer

Für die Zubereitung vermischst du den Joghurt und die Kräutermischung zu gleichen Mengen und verrührst diese.
Salz und Pfeffer gibst du nach Geschmack hinzu.
Danach die 2 großen Blätter Eisbergsalat

übereinanderschichten und mit 2 Scheiben Hähnchenbrust und 2 Scheiben holländischem Gouda belegen.
Nun kannst du die Hähnchenbrust mit der Joghurt-Kräuter-Creme bestreichen, sowie das Ganze mit Paprika und Zwiebelringe toppen.
Immer zuerst die untere Seite des Salatblattes zur Hälfte aufrollen und die Seiten darüber klappen.
Anschließend das Salatblatt von unten her vollständig aufrollen, damit du einen Wrap bekommst.

5. Fruchtiger Kickstarter (für eine Portion)

Die tatsächliche Zubereitungszeit für diese leichte Speise beträgt etwa 10 Minuten.
Die Nährwerte verteilen sich wie folgt: 360 kcal/Fett 7 g/KH 21 g/EW 21 g.

Als Zutaten nimmst du:

- 2 Orangen
- 100 g Joghurt (Natur)
- 5 EL zarte Haferflocken

Für die Zubereitung dieses Kickstarters mit Sattmacher-Effekt presst du 2 Orangen aus und schneidest ihr Fruchtfleisch in kleine Stücke.
Den Fruchtsaft verrührst du anschließend mit den zarten Haferflocken und gibst den Naturjoghurt zusammen mit den Orangenstückchen hinzu.
Dann füllst du alles zusammen in einen geeigneten Behälter und stellst diesen abgedeckt bis zum nächsten Morgen in deinen Kühlschrank.

6. Honig-Haferbrei (für 1 Portion)

Die Zubereitungszeit dieser Speise beträgt etwa 10 Minuten.
Die Nährwerte verteilen sich wie folgt: 354 kcal/Fett 11 g/KH 50 g/EW 17 g.

Als Zutaten nimmst du:

- 50 g zarte Haferflocken
- 2 TL Honig
- 250 ml Milch
- 0,5 TL Zimt

Für die Zubereitung dieser Speise musst du einen Topf mit Haferflocken, Milch und Honig auf dem Herd erhitzen.
Während des Erhitzens und bis zum Aufkochen rührst du alles vorsichtig und gleichmäßig mit dem Schneebesen um.
Dann die Hitze soweit herunter drehen, bis der Topfinhalt nur noch vor sich hin blubbert.
Sofort danach kannst du deinen Honig-Haferbrei mit oder ohne Zimt-Topping genießen.

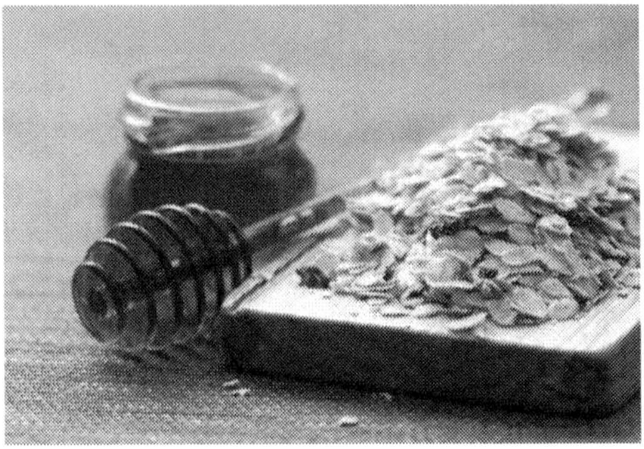

7. Low-Carb-Frühstückspudding (für 1 Portion)

Die tatsächliche Zubereitungszeit für deinen Low-Carb-Pudding beträgt etwa 15 Minuten.
Die Nährwerte verteilen sich wie folgt: 474 kcal/Fett 28 g/KH 38 g/EW 17 g.

Als Zutaten nimmst du:

- 1 Apfel
- 1 Banane
- 400 ml Mandelmilch
- 8 EL Leinsamenschrot
- 1 TL Zimtpulver

Für die Zubereitung dieses Puddings musst du einen Tag vor dem Verzehr in einem Topf die Mandelmilch mit den Leinsamen verrühren, das Ganze zudecken und in deinen Kühlschrank stellen.
Am nächsten Morgen schneidest du zuerst den Apfel und die Bananen frisch in Scheiben.
Dann nimmst du die Puddingmasse aus dem Kühlschrank, rührst diesen noch mal gut um, und garnierst ihn mit dem ge-

schnittenen Obst.
Den Zimt kannst du auf Wunsch als Topping verwenden.

8. Bacon mit Eggs (für 1 Portion)

Die Zubereitungszeit für diesen Klassiker des Frühstücks mit leichtem Schwierigkeitsgrad beträgt etwa 10 Minuten.
Die Nährwerte verteilen sich wie folgt: 517 kcal/Fett 42 g/KH 4 g/EW 28 g.

Als Zutaten nimmst du:

- 6 Eier
- 100 g Bacon
- 2 Cherrytomaten
- 2 EL Olivenöl
- Salz und Pfeffer

Für die Zubereitung deiner Eierspeise schlägst du 6 Eier auf, gibst sie in eine Schale und würzt sie nach Geschmack mit Pfeffer und Salz.
Alles verquirlen.
In einer beschichteten Pfanne legst du den Bacon und backst ihn solange, bis er knusprig geworden ist.
In der Zwischenzeit kannst du die Tomaten in Hälften schneiden.
In einer zweiten Pfanne gibst du das Olivenöl und erhitzt es.

Dann die Eiermasse hineingeben und bei mittlerer Hitze gut vermischen. Dabei immer wieder verrühren.
Dann richtest du die fertigen Rühreier auf einem Teller zusammen mit dem Bacon und den Cherrytomaten an.

Mittags

1. Hähnchenschenkel mit Champignons und Rosmarin (für 2 Portionen)

Die Zubereitungszeit für dieses Mittagsgericht beträgt etwa 55 Minuten.
Die Nährwerte verteilen sich wie folgt: 425 kcal/Fett 32 g/KH 7 g/EW 30 g.

Als Zutaten nimmst du:

- 4 Hähnchenschenkel
- 80 g Champignons oder wahlweise andere Pilze
- 170 g Cherrytomaten
- 1 Zwiebel
- 3 Knoblauchzehen
- 3 Rosmarin-Stängel
- 5 EL Olivenöl
- Paprikapulver
- Pfeffer und Meersalz

Für die Zubereitung dieser Speise musst du zuerst das Hähnchenfleisch gut waschen und trocken tupfen.
Dann erst die Zwiebeln schälen und anschließend in Zwiebelringe schneiden.

Auch den Rosmarin vor dem Gebrauch gut waschen und trocken schütteln.
Wenn du keine Knoblauchpresse hast, kannst du die Knoblauchzehen gut mit der flachen Seite eines Messers zerdrücken.
Das Hähnchenfleisch nun nach Geschmack würzen, d. h. mit Olivenöl, Paprikapulver, Meersalz und Pfeffer einreiben und dann die Schenkel zusammen mit den Zwiebelringen und dem Knoblauch in einem feuerfesten Behälter in den Ofen geben.
Als Topping nimmst du den Rosmarin.
Bei 200 °C backst du dann im bereits vorgeheizten Ofen die Schenkel etwa 30 Minuten lang.
Wie lange genau, hängt davon ab, wie knusprig du das Fleisch magst.
Während das Fleisch im Ofen ist, schneidest du die Tomaten in Hälften, putzt die Pilze und schneidest diese in Scheiben.
Nach 30 Minuten Backzeit gibst du die Tomaten und Pilze zu den Hähnchenschenkeln und belässt das Ganze für weitere 15 Minuten im Ofen, bis das Fleisch gar geworden ist.

2. Grillspieße mit Hähnchenfleisch auf griechische Art mit Zaziki (für 4 Portionen)

Die Zubereitungszeit für diese Speise beträgt etwa 50 Minuten.
Die Nährwerte verteilen sich wie folgt: 324 kcal/Fett 15 g/KH 10 g/EW 31 g.

Als Zutaten nimmst du:

- 450 g Hähnchenfleisch
- 250 g griechischer Joghurt
- 200 g Cherrytomaten
- 180 g Zucchini
- 1 Zwiebel
- 180 g Paprika
- 130 g Gurke
- 3 Knoblauchzehen
- 5 EL Olivenöl
- 4 TL Kebab-Gewürz
- Pfeffer und Meersalz

Für die Zubereitung dieser Speise wäschst du zunächst das Hähnchenfleisch und tupfst es trocken.
Dann in Stücke schneiden.
Die Zucchini schneidest du in Scheiben,

die Tomaten in Hälften, nachdem du auch sie gewaschen hast.
Die Zwiebel schälst du und zerkleinerst sie zu Stücken, damit sich ihre Schichten voneinander lösen können.
Um die Spieße zu garnieren, steckst du abwechselnd und nach Wunsch Fleisch und Gemüse darauf.
Für die Marinade musst du Olivenöl, Kebab-Gewürz (möglichst biologisch), sowie Salz und Pfeffer in einer Schüssel anmachen und verrühren und anschließend auf Fleisch und Gemüse pinseln.
Nun die Grillpfanne heiß machen und die Spieße beidseitig ausreichend garen.
Zwischenzeitlich kannst du die Gurke waschen, trocknen und mit einer Gemüsereibe zerkleinern.
Die Knoblauchzehen gut schälen und in eine Schüssel pressen, dann den Joghurt, die geriebene Gurke und das Olivenöl hinzugeben und mit Pfeffer und Salz nach Wunsch abschmecken.

3. Fruchtiges Hähnchen indische Art mit Minze (für 4 Portionen)

Die Zubereitungszeit für diese Speise beträgt etwa 45 Minuten.
Die Nährwerte verteilen sich wie folgt: 344 kcal/Fett 23 g/KH 8 g/EW 26 g.

Als Zutaten nimmst du:

- 300 g Hähnchenbrust
- 150 g Ananas
- 2 Chilischoten
- 50 g Mango
- 300 ml Kokosmilch
- 150 ml Wasser
- 1 TL Tandoor Spice Rub
- Bambus-Salz
- Weißer Pfeffer
- 1 EL Kokosöl
- Frische Minze
- 3 TL Currypulver
- 1 Lorbeerblatt

Für die Zubereitung deiner indischen Mittagsmahlzeit wäschst du zunächst das Hähnchenfleisch, tupfst es trocken und schneidest es dann in 2 cm große

Fleischwürfel.
Dann das Kokosöl zum Anbraten des Fleisches bei niedriger Hitze in einen großen flachen Topf geben.
Ananas und Mango mundgerecht zerteilen und in den Topf geben.
Alles nun mit Kokosmilch auffüllen und köcheln lassen.
Anschließend zusätzlich Wasser, Gewürze inkl. Tandoori Spice Rub und Lorbeerblatt hinzugeben.
Das Ganze etwa 20 Minuten auf dem Herd lassen.
Währenddessen die Chilischoten abwaschen und entkernen.
Diese gibst du etwa 5 Minuten, bevor alles gargekocht ist, hinzu.
Die Minze wird ebenfalls gewaschen und trocken getupft, bevor sie feingehackt unter das Hähnchen-Curry gegeben wird.

4. Rinderbraten in Rotweinsauce (für 4 Portionen)

Die Zubereitungszeit für diese Speise beträgt etwa 125 Minuten.
Die Nährwerte verteilen sich wie folgt: 275 kcal/Fett 11 g/KH 4 g/EW 44 g.

Als Zutaten nimmst du:

- 700 g Rinderschmorbraten
- 350 ml Rinderfond
- 120 ml Rotwein
- 2 Knoblauchzehen
- 1 EL Tomatenmark
- 2 getrocknete Lorbeerblätter
- 5 Thymian-Stängel
- 1 TL Ras el Hanout
- Sternanis
- 1 TL Meersalz
- 1 TL Pfeffer
- 1 EL Olivenöl

Für die Zubereitung des Rinderschmorbratens musst du das Fleisch waschen und trocken tupfen, danach in große Würfel zerkleinern.
Die Thymian-Stängel ebenfalls reinigen

und trocken schütteln.
Dann die Knoblauchzehen schälen und zerdrücken.
Jetzt das Olivenöl in eine Pfanne geben und erhitzen, dann die Rindfleischwürfel, den zerdrückten Knoblauch zusammen mit dem Thymian in die Pfanne geben.
Das Fleisch sollte scharf angebraten werden, damit es knusprig wird.
Nun das Tomatenmark in die Pfanne dazu geben und mit anbraten.
Alles mit einem Schuss Rotwein ablöschen, diesen kurz einkochen lassen und danach die Pfanne mit Rinderfond auffüllen.
Abschließend mit Sternanis, Ras el Hanout, Lorbeer, sowie Salz und Pfeffer abschmecken.
Die Pfanne abdecken und alles geschlossen etwa 10 Minuten lang ziehen lassen.
Nachdem der Ofen bereits vorgeheizt wurde, gibst du die abgedeckte Pfanne nun in den Backofen, der einen Innentemperatur von 160 °C haben sollte.
Alles etwa 2 Stunden lang im Ofen belassen.
Danach den Rinderschmorbraten herausnehmen und nach Wunsch zusätzlich fri-

sche Kräuter hinzugeben.

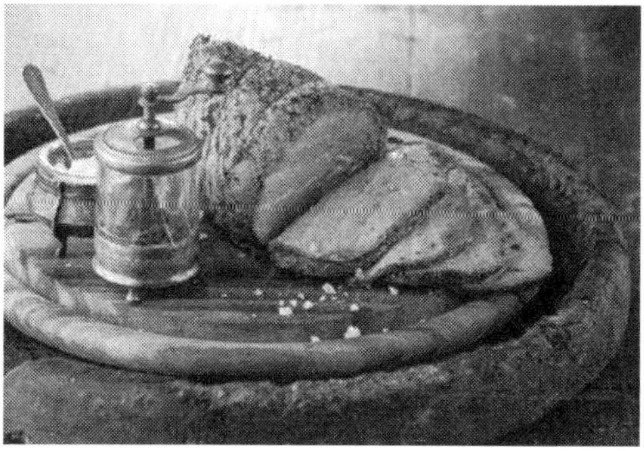

5. Röllchen mit Speck- und Avocado-Füllung (für 2 Portionen)

Die Zubereitungszeit für diese Röllchen beträgt etwa 25 Minuten.
Die Nährwerte verteilen sich wie folgt: 1.108 kcal/Fett 100 g/KH 3 g/EW 25 g.

Als Zutaten nimmst du:

- 250 g Bacon
- 2 Avocados
- ½ Limette
- 1 EL Olivenöl
- Meersalz und Pfeffer

Für die Zubereitung teilst du die Avocados in Hälften, um sie zu entkernen.
Danach die Früchte noch einmal vierteln, das Fruchtfleisch herauslösen und mit Limettensaft beträufeln.
Dann den Bacon auf einem Brett ausbreiten und die Avocados Stück für Stück in den Bacon rollen.
Nun eine Pfanne mit Olivenöl erhitzen, die Rollen hineinlegen und von allen Seiten gut und knusprig braten.
Abschließend nach Wunsch würzen.

6. Lammkoteletts auf griechische Art mit Fetakäse (für 4 Portionen)

Die Zubereitungszeit für dieses griechische Mittagsgericht beträgt etwa 35 Minuten.
Die Nährwerte verteilen sich wie folgt: 658 kcal/Fett 59 g/KH 0 g/EW 68 g.

Als Zutaten nimmst du:

- 900 g Lammkoteletts (möglichst aus biologischer Bezugsquelle)
- 200 g Fetakäse
- 1 Zitrone
- 1 Bund Koriander
- 3 EL Olivenöl
- Meersalz und Pfeffer

Für die Zubereitung dieses Gerichts wäschst du zunächst das Lammfleisch, pinselst es dann mit dem Olivenöl ein und würzt es nach Wunsch mit Meersalz und Pfeffer.
Die Zitrone schneidest du keilförmig zu, wäschst den Koriander und lässt diesen abtropfen.
Die Lammkoteletts legst du in die Grill-pfanne und grillst sie beidseitig wenige

Minuten lang an.
Nachdem du den Koriander zerkleinert hast, zerbröselst du den Fetakäse und legst die Käsestückchen auf das Lammfleisch.
Den Koriander zuletzt auf das Fleisch geben.

7. Thunfisch-Salat mit Avocado (für 2 Portionen)

Die Zubereitungszeit für diesen mittäglichen Salat beträgt etwa 20 Minuten.
Die Nährwerte verteilen sich wie folgt: 406 kcal/Fett 26 g/KH 10 g/EW 24 g.

Als Zutaten nimmst du:

- 120 g Thunfisch aus der Dose (naturell)
- 1 Avocado
- 90 g Paprika
- 100 Tomaten
- 30 g Mais aus der Dose
- 50 g Radieschen
- 30 g Gurke
- ½ Bund Petersilie
- 1 Limette
- 1 Frühlingszwiebel
- ¼ Chilischote
- 3 EL Olivenöl
- Muskatnuss
- Pfeffer und Meersalz

Für die Zubereitung gießt du den Saft aus der Thunfischdose ab und entnimmst den

Fisch.
Die Avocado schneidest du in zwei Hälften, um sie entkernen zu können.
Die Limette teilst du ebenfalls in zwei Hälften und presst dann ihren Saft aus, den du dann über die Avocado träufelst.
Nun die Gurke schälen und in kleinere Stücke zerteilen.
Die Paprika schneidest du auf, entfernst die Membranen und Kerne und zerteilst sie in kleine Würfel.
Nun sind die Tomaten dran.
Auch sie erst waschen und dann in kleinere Stücke schneiden.
Die Zwiebel musst du erst putzen, bevor du sie in Ringe zerteilst.
Den Mais aus der Dose nehmen und abtropfen lassen, die Petersilie abwaschen, trocken schütteln und die Blätter entfernen. Dann hackst du diese klein.
Die Chilischote längs aufschneiden und ebenfalls die Kerne entfernen. Dann fein zerkleinern.
Die Radieschen gut putzen und zerkleinern.
Nun gibst du den Thunfisch zusammen mit den anderen Zutaten in eine große Schüssel.

Zum Würzen nimmst du Olivenöl und ein wenig Limettensaft, sowie eine frisch geriebene Muskatnuss, Pfeffer und Meersalz. Nun noch alles gut miteinander vermischen und mit der Avocado servieren.

8. Fischpfanne mit Garnelen und Reisnudeln (für 2 Portionen)

Die Zubereitungszeit für diese Garnelen-Pfanne beträgt etwa 40 Minuten.
Die Nährwerte verteilen sich wie folgt: 218 kcal/Fett 7 g/KH 22 g/EW 19 g.

Als Zutaten nimmst du:

- 200 g Garnelen
- 40 g Reisnudeln
- 100 g Champignons
- 350 ml Gemüsefond
- 1 Frühlingszwiebel
- 2 Tomaten
- 1 Limette
- ½ Chilischote
- 2 Knoblauchzehen
- 1 ½ EL Fischsauce
- 1 EL Sojasauce
- 1 TL Sesamöl
- 150 ml warmes Wasser
- Pfeffer und Meersalz

Für die Zubereitung deiner Fischpfanne wäschst du zuerst die Garnelen gut ab. Lasse sie dann abtropfen.

Als Nächstes putzt du die Pilze und schneidest sie in Scheiben.
Die Zwiebel ebenfalls putzen und in schräge Ringe zerteilen.
Die Tomaten wäschst du ab und zerkleinerst sie zu Würfeln.
Den Knoblauch schälen und in hauchdünne Scheiben schneiden, wogegen du die Chilischoten zu Ringen zerkleinerst.
Nun den Gemüsefond in einem Topf erhitzen.
Wenn der Topf erhitzt ist, vom Herd nehmen und die Reisnudeln zum Garen hineingeben.
In einer Pfanne nun das Sesamöl heiß machen, Garnelen und Knoblauch hineinlegen und kurz anbraten.
Danach noch die Pilze, Chilischoten und Tomatenstücke dazu geben und mit anbraten.
Währenddessen schneidest du die Limette in zwei Hälften und presst ihren Saft aus.
Den Saft vermengst du dann mit 200 ml warmem Wasser sowie der Fisch- und Sojasauce, was du zusammen in eine Pfanne gibst.
Dann noch die Zwiebeln hinzugeben und nach Wunsch mit den Gewürzen ab-

schmecken.
Als Letztes gibst du die Reisnudeln in die Pfanne zu den anderen Zutaten hinzu und vermengst alles so gut wie möglich.
Wenn du magst, kannst du noch ein wenig Gemüsefond extra hinzugeben und noch mal zusätzlich mit Pfeffer, Meersalz und Limettensaft würzen.

9. Lachsfilet mit grünen Bohnen (für 2 Portionen)

Die Zubereitungszeit für dieses Fischgericht beträgt etwa 35 Minuten.
Die Nährwerte verteilen sich wie folgt: 680 kcal/Fett 62 g/KH 11 g/EW 32 g.

Als Zutaten nimmst du:

- 250 g frisches Lachsfilet
- 400 g grüne Bohnen
- ½ Zitrone
- 1 EL Butter
- 1 Knoblauchzehe
- 3 Thymian-Stängel
- 2 Rosmarin-Zweige
- 5 EL Olivenöl
- Meersalz und Pfeffer

Für die Zubereitung dieser Speise musst du den Lachs zuerst abwaschen und dann trocken tupfen.
Jetzt Knoblauch schälen und zerkleinern.
Die Kräuter reinigst du sorgfältig und schüttelst sie anschließend trocken.
Dann die Blätter von den Zweigen entfernen und klein hacken.

Nun vermengst du den zerkleinerten Knoblauch, die Kräuter und gibst sie zusammen mit dem Olivenöl in eine flache Form.

Dann den Fisch damit marinieren und zum Ziehen stehen lassen.

Die Bohnen putzen, in einen Topf geben und mit Wasser etwa 8 Minuten aufkochen lassen.

Danach die Bohnen abgießen und abtropfen lassen, sowie die Zitrone zu Stücken zerkleinern.

Die Grillpfanne nun erhitzen, das Lachsfilet hineinlegen und solange grillen, bis sich Streifen auf der Fischoberfläche bilden.

Wenn das geschieht, musst du den Fisch wenden und auf der anderen Seite weiter grillen.

Währenddessen gibst du die Butter in eine andere Pfanne, die zuvor erhitzt wurde, und schwenkst darin die grünen Bohnen.

Du kannst die Bohnen nun mit Zitronensaft und Gewürzen abschmecken.

Auch das Lachsfilet solltest du mit Salz und Pfeffer würzen.

Um zwei Portionen zu erhalten, den Fisch in zwei Hälften schneiden und jede Hälfte jeweils mit grünen Bohnen anrichten, wobei du die Zitronenteile dazu verwenden kannst, um zusätzlich etwas Säure zum Fisch zu geben.

Abends

1. Fleischspieße mit Joghurt-Minz-Sauce (für 2 Portionen)

Die Zubereitungszeit für dieses Abendgericht beträgt etwa 25 Minuten.
Die Nährwerte verteilen sich wie folgt: 358 kcal/Fett 16 g/KH 8 g/EW 52 g.

Als Zutaten nimmst du:

- 400 g Hähnchenbrustfilet
- 180 g Joghurt
- 2 EL Olivenöl
- 150 g Gurken
- 3 Knoblauchzehen
- 6 Petersilien-Zweige
- 4 Schnittlauch-Stiele
- 1 Minzzweig
- Paprikagewürz
- Kurkuma
- Saft einer ½ Zitrone
- Meersalz und Pfeffer

Für die Zubereitung deines Abendessens reinigst du das Hähnchenfleisch und tupfst es dann trocken.

Die Filets in gleichmäßige Stücke schneiden und dann auf die Spieße stecken.
Nun vermengst du in einer Schüssel Olivenöl, Paprikagewürz, Kurkuma, sowie Pfeffer und Meersalz miteinander und mischst es gut durch.
Dann pinselst du die Marinade auf das Fleisch.
Wegstellen und eine Weile einziehen lassen.
Nun die Gurken waschen, trocken machen und mit einer Reibe zerkleinern.
Die Kräuter musst du auch gut waschen und trocken schütteln, dann die Knoblauchzehen schälen und mit einer Knoblauchpresse oder mit dem Rücken eines Messers zerdrücken.
Danach Knoblauch, Joghurt, Kräuter mit dem Zitronensaft zusammen in eine Schüssel geben und nach Wunsch würzen.
Die Grillpfanne ist mittlerweile erhitzt, sodass du die Fleischspieße grillen kannst.
Nicht vergessen die Spieße regelmäßig zu wenden, wenn Röststreifen sichtbar werden.
Wenn du das Fleisch in gleichmäßige Stücke geschnitten hast, bereitet auch das

gleichmäßige Grillen keine Probleme.

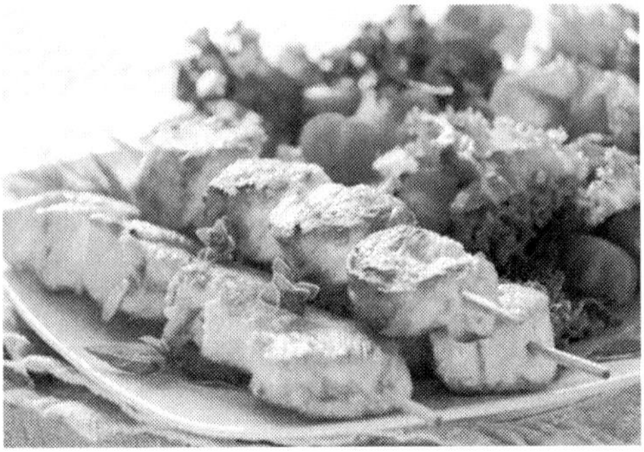

2. Hähnchen mit Gurkensalat (für 4 Portionen)

Die Zubereitungszeit für dieses Gericht beträgt etwa 45 Minuten.
Die Nährwerte verteilen sich wie folgt: 446 kcal/Fett 33 g/KH 5 g/EW 34 g.

Als Zutaten nimmst du:

- 7 Hähnchenschenkel
- 1 Salatgurke
- 2 Zitronen
- 100 g Sojajoghurt (normaler Joghurt geht auch)
- Muskatnuss
- 5 Knoblauchzehen
- Paprikagewürz
- 7 EL Olivenöl
- Pfeffer und Meersalz

Für die Zubereitung werden zuerst Olivenöl, Paprikagewürz, Muskat, sowie Pfeffer und Salz miteinander vermischt.
Dann schälst du die Knoblauchzehen, zerdrückst sie und gibst sie unter die ölige Gewürzmischung.
Die Haut der Hähnchenschenkel löst du

vorsichtig ab, damit das Fleisch nicht beschädigt wird, und bestreichst es dann mit der selbst angemachten Gewürzmischung bzw. legst es darin ein. Auf alle Fälle etwa 10 Minuten lang ziehen lassen.
Wenn der Backofen auf 250 °C vorgeheizt ist, stellst du die Hähnchenschenkel in einer großen Form etwa 25 Minuten lang hinein.
Während das Fleisch im Ofen gar wird, wäschst du die Salatgurke und zerkleinerst sie.
Die Zitrone reibst du ab, halbierst sie und presst anschließend den Saft aus.
Nun nimmst du eine große Schüssel und gibst den Joghurt zusammen mit 2 EL Zitronensaft, 1 EL Zitronenabrieb, 1 EL Olivenöl, sowie die Gewürze Muskat, Salz und Pfeffer hinein.
Die geschnittene Gurke gibst du zusätzlich in die Mischung.
Wenn alles fertig ist, kannst du die Hähnchenschenkel mit Gurkensalat zusammen mit der übrigen Zitrone für 4 Portionen auf 4 Tellern anrichten.

3. Abendliche Suppe mit Gemüse und Hackbällchen (für 4 Portionen)

Die Zubereitungszeit für diese Suppe beträgt etwa 60 Minuten.
Die Nährwerte verteilen sich wie folgt: 203 kcal/Fett 4 g/KH 5 g/EW 38 g.

Als Zutaten nimmst du:

- 400 g Hähnchenfleisch
- 500 ml Gemüsefond
- 2 Karotten
- 300 g Knollensellerie
- 1 Ei
- 1 große Zwiebel
- 1 Lauchstange
- 4 EL Sojajoghurt (normaler Joghurt geht auch)
- 3 Knoblauchzehen
- Petersilien-Stängel
- Basilikum
- Salz und Pfeffer

Für die Zubereitung säuberst du zuvor das Fleisch, schneidest es in große Würfel, die du dann in einer Moulinette zu Hackfleisch verarbeitest.

Dann das Basilikum waschen und zerkleinern.
Die Knoblauchzehen fein würfeln.
Danach das Hackfleisch zusammen mit den Knoblauchwürfeln, Basilikumblättern, dem Joghurt, sowie Salz und Pfeffer in eine große Schüssel geben.
Nun das Ei aufschlagen und Eigelb von Eiweiß trennen.
Das Eigelb gibst du zu dem Fleisch und vermengst alles mit den anderen Zutaten in der Schüssel.
Aus der entstandenen Fleischmasse formst du dir kleine Hackbällchen.
Jetzt die Karotten schälen, längs in Hälften schneiden und dann dünne Scheibchen daraus machen.
Die Knollensellerie schneidest du nach dem Schälen ebenfalls in Würfel.
Den Lauch erst halbieren, dann waschen und zu dünnen Ringen schneiden.
Die Zwiebel nach dem Schälen dagegen in kleine Würfel schneiden.
Nun einen Topf mit Olivenöl erhitzen und darin die Zwiebelwürfel mit dem Knoblauch glasig anbraten und anschließend Lauch, Karotten und Knollensellerie hinzugeben.

Das Ablöschen mit dem Gemüsefond nicht vergessen. Dazu gibst du diesen zusammen mit dem Lorbeer, sowie Salz und Pfeffer nach und nach hinzu und kochst das Ganze auf.
In einem anderen Topf kochst du Wasser auf, gibst Salz hinzu und tauchst vorsichtig deine Hackbällchen mit einer Kelle in das brodelnde Wasser.
Sobald die Bällchen oben auf dem kochenden Wasser schwimmen, hebst du sie aus dem Topf und gibst sie zu deiner Gemüsesuppe, die du dann mit den Bällchen 20 Minuten lang kochst und anschließend mit klein gehackter Petersilie bestreuen kannst.

4. Entrecôte mit Knoblauch (für 2 Portionen)

Die Zubereitungszeit für diese Abendmahlzeit beträgt 25 Minuten.
Die Nährstoffe verteilen sich wie folgt: 649 kcal/Fett 48 g/KH 2 g/EW 51 g.

Als Zutaten nimmst du:

- 400 g Entrecôte
- 70 g Butter
- 1 Knoblauchknolle
- 2 EL Olivenöl
- 2 Thymian-Stängel
- Pfeffer und Meersalz

Für die Zubereitung deines Steaks wäschst du das Fleisch zuerst ab und salzt es ein wenig.
In einer beschichteten Pfanne erhitzt du Olivenöl und Butter.
Dann die Knoblauchknolle quer in zwei Hälften schneiden und mit den Thymian-Stängeln in die erhitzte Pfanne geben.
Je nachdem wie du das Fleisch wünscht, dauert die Garzeit.
Wenn du es „durch" haben möchtest, bra-

te es auf jeder Seite etwa 5–6 Minuten lang. Dabei kannst du das Steak mehrfach wenden, wenn du willst.
Dann das Entrecôte aus der Pfanne nehmen und in einem vorgeheizten Ofen bei 50–60 °C weitere 8 Minuten ruhen lassen.
Es ist auch möglich, das Fleisch in der Pfanne fertig zu braten, es dann in Alu-Folie einzuwickeln und etwa 10 Minuten ruhen zu lassen.

5. Eintopf mit Weißkohl und spanischer Chorizo (für 4 Portionen)

Die Zubereitungszeit für dieses Gericht beträgt etwa 45 Minuten.
Die Nährwerte verteilen sich wie folgt: 194 kcal/Fett 8 g/KH 15 g/EW 9 g.

Als Zutaten nimmst du:

- 1 Kilo Weißkohlkopf
- 150 g Chorizo
- 1 Möhre
- 1 Zwiebel
- 700 ml Gemüsebrühe
- ½ Bund Petersilie
- 1 TL Kümmel
- 1 EL Olivenöl
- Pfeffer und Meersalz

Für die Zubereitung deines spanischen Eintopfs musst du zuerst den Weißkohlkopf putzen und zerkleinern.
Die Möhre wird geschält und zu dünnen Stiften zerkleinert, die Zwiebel ebenfalls geschält und klein gehackt.
In einem großen Topf erhitzt du Olivenöl, gibst den Zwiebelhack hinzu und schwitzt

es an.
Dann kommt er Weißkohl in den Topf, den du anbraten musst, um ihn dann mit etwas Gemüsebrühe abzulöschen.
Dazu gibst du die Möhre, den Kümmel hinzu und füllst noch mal Gemüsebrühe nach.
Die Chorizo schneidest du in dünne Scheiben und gibst sie ebenfalls in den Topf und lässt alles bei mittlerer Hitze 15 Minuten lang kochen.
Währenddessen wäschst du die Petersilie und zerhackst sie.
Wenn du deinen Eintopf in Schüsseln gegeben hast, garniere das Ganze mit der gehackten Petersilie.

6. Rindergulasch mit Pastinaken (für 4 Portionen)

Die Zubereitungszeit für dieses Gulasch beträgt 170 Minuten.
Die Nährwerte verteilen sich wie folgt: 350 kcal/Fett 11 g/KH 19 g/ EW 35 g.

Als Zutaten nimmst du:

- 500 g Rindergulasch
- 300 g Pastinaken
- 2 Zwiebeln
- 1 Knoblauchzehe
- 2 Thymian-Stängel
- 1 Rosmarin-Zweig
- 650 ml Gemüsefond
- 100 ml Rotwein
- 30 g Tomatenmark
- 2 EL Olivenöl
- 2 Lorbeerblätter
- Ras el Hanout
- Meersalz und Pfeffer

Für die Zubereitung zuerst das Rindfleisch in Stücke schneiden.
Dann die Zwiebeln schälen und in Hälften schneiden.

Den Knoblauch schälst du und machst daraus dünne Scheiben.
Die Kräuter werden erst gewaschen und dann trocken geschüttelt.
In einem großen Topf erhitzt du nun Olivenöl, legst das Fleisch hin und schmorst es gut an.
Dazu gibst du das Tomatenmark in den Topf und brätst es ebenfalls mit an.
Dann folgen die Zwiebeln und der Knoblauch, mit denen genauso verfahren wird.
Schließlich den Topfinhalt mit Rotwein ablöschen.
Ist das erledigt, gibst du nun den Gemüsefond in den Topf und kochst alles 90 Minuten lang bei mittlerer Hitze.
Erst dann kommen die Karotten und Pastinaken in den Topf hinzu.
Würzen kannst du dein Rindergulasch nach Geschmack mit Ras el Hanout, sowie mit Meersalz und Pfeffer.
Aber auch Thymian, Rosmarin und Lorbeer dürfen nicht fehlen.
Schließlich kochst du alles weiter 30 Minuten lang auf.

7. Schweinebauch mit Sauerkraut (für 4 Portionen)

Die Zubereitungszeit für dieses Gericht beträgt 110 Minuten.
Die Nährwerte verteilen sich wie folgt: 598 kcal/Fett 48 g/KH 14 g/EW 26 g.

Als Zutaten nimmst du:

- 600 g Schweinebauch
- 400 g Sauerkraut
- 4 Zwiebeln
- 3 TL Dijon-Senf
- ganze Pimentkörner
- 1 TL Kümmel
- Nelken
- 3 EL Olivenöl
- 2 Lorbeerblätter
- 550 ml Fleischfond
- Meersalz und Pfeffer

Für die Zubereitung wäschst du das Schweinefleisch erst ab und schneidest es dann in Scheiben.
Du kannst es dann mit Pfeffer und Meersalz würzen und mit Dijon-Senf bestreichen.

Lege dann die Schweinebauchscheiben in eine Pfanne mit erhitztem Olivenöl und brate das Fleisch beidseitig gut an.
Währenddessen kannst du die Zwiebel in Ringe schneiden und sie ebenfalls in die Pfanne geben.
Sie sollten solange geröstet werden, bis sie goldgelb geworden sind.
Als Nächstes gibst du das Sauerkraut in einen Topf und legst die Hälfte der Zwiebeln darauf.
Nun noch Lorbeer, Kümmel, Nelken und Pimentkörner dazu geben und schließlich mit dem Schweinebauch und den übrigen Zwiebeln toppen.
Den Fleischfond gibst du als Letztes hinzu, bevor du alles zusammen bei geringer Hitze aufkochst.

8. Fischfrikadellen mit Schalotten (für 4 Portionen)

Die Zubereitungszeit für dieses Gericht beträgt etwa 30 Minuten.
Die Nährwerte verteilen sich wie folgt: 238 kcal/Fett 13 g/KH 1 g/EW 30 g.

Als Zutaten nimmst du:

- 500 g Fischfilet (ohne Haut)
- 3 Schalotten
- 1 Ei
- 1 Knoblauchzehe
- 6 Koriander-Stängel
- 5 Dill-Zweige
- 1 EL frisch gepresster Zitronensaft
- 2 EL Butter
- 1 EL Olivenöl
- ½ TL geriebener Ingwer
- Meersalz und Pfeffer

Für die Zubereitung muss das Fischfilet zunächst gut gewaschen und trocken getupft werden.
Dann den Fisch mit dem Messer in grobe Stücke schneiden.
Anschließend schälst du die Schalotten

und machst kleine Würfel aus ihnen.
Die Kräuter ebenfalls gut waschen, trocknen und dann klein hacken.
Nun vermengst du das Fischfilet mit den Kräutern, Schalotten, dem Ingwer und dem Ei in einer großen Schüssel.
Jetzt noch den Knoblauch schälen und mit einer Knoblauchpresse über den Fischfiletstücken zerdrücken.
Diese Fischmischung kannst du nun noch mit Zitronensaft säuern und mit Meersalz und Pfeffer würzen.
Anschließend die Masse gut durchkneten, bis sie fest genug ist, dass du daraus Frikadellen formen kannst.
In einer Pfanne mit erhitztem Olivenöl werden die Fischfrikadellen dann von jeder Seite 3 Minuten angebraten.
Zusätzlich gibst du Butter in die Pfanne, wonach du den Fisch nochmals von jeder Seite 2 Minuten brätst.

Desserts

1. Cremeschoko (für 3 Portionen)

Die Zubereitungszeit für diese Nachspeise beträgt etwa 15 Minuten.
Die Nährwerte verteilen sich wie folgt: 328 kcal/Fett 25 g/KH 4 g/EW 6 g.

Als Zutaten nimmst du:

- 200 g Frischkäse
- ½ Avocado
- 15 g ungesüßten Backkakao (Kakaopulver)
- 40 g Erythrit
- 45 ml Sahne
- 10 Tropfen Flavordrops Vanille

Für die Zubereitung vermischst du Frischkäse, Kakaopulver, Avocado, Erythrit, Sahne und Flavordrops-Vanille mithilfe eines Handrührers.
Danach die Sahne in einem anderen Behälter solange schlagen, bis sie fest geworden ist und anschließend vorsichtig über die Kakaomasse heben.
Jetzt musst du die Schokomasse nur noch

in Portionen einteilen und die fertige Nachspeise in den Gläsern 10 Minuten lang in den Kühlschrank stellen.

2. Cheesecake (für 4 Portionen)

Die Zubereitungszeit für den Käsekuchen beträgt etwa 90 Minuten.
Die Nährwerte verteilen sich wie folgt: 164 kcal/Fett 12 g/KH 3 g/EW 10 g.

Als Zutaten nimmst du:

- 3 Eier
- 400 g Magerquark
- 100 g Butter
- 25 g Eiweißpulver
- 10 ml Süßstoff
- Abrieb von einer ½ Zitrone
- Salz

Für die Zubereitung musst du zuerst die Butter mit den Eiern und dem Magerquark verrühren, dann leicht salzen und den Abrieb einer ½ Zitrone hinzugeben.
Nun die 10 ml Süßstoff einrühren.
Wenn das Ganze zu einer homogenen Masse geworden ist, kannst du das Eiweißpulver hinzugeben und noch mal alles gut vermischen.
Den Teig musst du nun 20 Minuten ruhen lassen, während du den Backofen bei

Ober- und Unterhitze auf 150 °C vorheizt.
Dann die Teigmasse in die Backform geben, die gut eingefettet sein sollte.
Den Kuchen lässt du nun 50–60 Minuten im Backofen.
Sobald er goldbraun geworden und innen fest geworden ist, nimmst du die Backform aus dem Ofen.
Abkühlen lassen.
Dann kannst du deinen Cheesecake genießen.

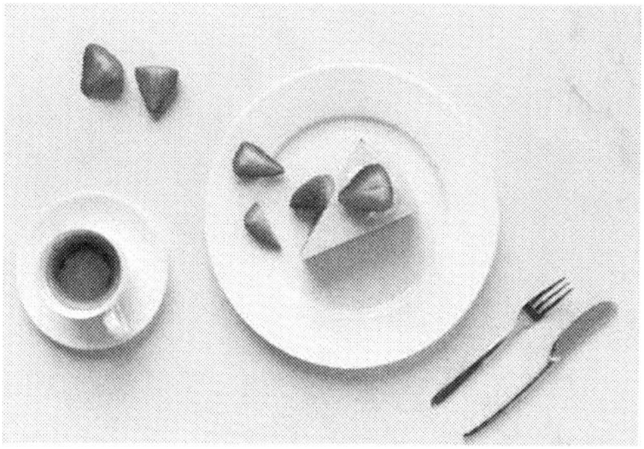

3. Kokosdatteln mit Füllung (für 1 Portion)

Die Zubereitungszeit für die gefüllten Datteln beträgt etwa 15 Minuten.
Die Nährwerte verteilen sich wie folgt: 68 kcal/Fett 3 g/KH 8 g/EW 2 g.

Als Zutaten nimmst du:

- 10 getrocknete Datteln
- 50 g Mandeln
- 1 TL Backkakao
- 20 g Kokosraspeln
- 2 EL getrocknete Sauerkirschen

Für die Zubereitung musst du erst die Datteln entsteinen und dann zusammen mit den Mandeln, Sauerkirschen und Kakaopulver pürieren.
Dafür verwendest du einen Pürierstab.
Du vermengst die Zutaten solange, bis daraus eine klebrige Masse geworden ist.
Dann formst du die fertige Masse zu kleinen Kugeln und wälzt diese anschließend in Kokosraspeln, die du zuvor in eine Schale gegeben hast.
Dann musst du die Kugeln 30 Minuten

lang in den Kühlschrank stellen, damit sie fest werden können.

4. Heidelbeer-Vanille-Softeis (für 1 Portion)

Die Zubereitungszeit für dieses Eis beträgt etwa 30 Minuten.
Die Nährwerte verteilen sich wie folgt: 170 kcal/Fett 1 g/KH 25 g/EW 29 g.

Als Zutaten nimmst du:

- 150 g gefrorene Heidelbeeren
- 30 g Proteinpulver Vanille
- 250 ml Wasser

Für die Zubereitung gibst du die Beeren mit dem Wasser und dem Proteinpulver Vanille in einen Standmixer und vermischst den Inhalt auf höchster Mix-Stufe solange, bis du eine cremige Eismasse hast.
Diese füllst du dann wie gewünscht ab.

5. Pudding mit Mango (für 4 Portionen)

Die Zubereitungszeit für diesen Mango-Pudding beträgt etwa 10 Minuten.
Die Nährwerte verteilen sich wie folgt: 186 kcal/Fett 10 g/KH 16 g/EW 5 g.

Als Zutaten nimmst du:

- 2 Mangos
- 400 g griechischer Joghurt
- 50 ml Mandelmilch
- 1 Limette
- 2 EL Süßstoff

Für die Zubereitung pürierst du die Früchte zusammen mit dem Limettensaft solange, bis du eine dickflüssige Masse hast.
Dann Mandelmilch, Joghurt und Süßstoff miteinander vermischen.
Die Mangocreme verteilst du anschließend auf die Portionsgläser und gibst den Joghurt als Schicht darüber.

6. Choc-Kekse (für 4 Portionen)

Die Zubereitungszeit für diese Kekse beträgt etwa 20 Minuten.
Die Nährstoffe verteilen sich wie folgt: 453 kcal/Fett 31 g/KH 5 g/EW 16 g.

Als Zutaten nimmst du:

- 120 g Butter
- 120 ml Milch
- 120 g Mandelmehl
- 30 g Kokosmehl
- 100 g Schokodrops
- 2 EL Süßstoff
- Salz

Für die Zubereitung heizt du zunächst den Backofen bei Ober- und Unterhitze auf 180 °C vor.
Dann zerlässt du die Butter bei niedriger Hitze.
Wenn die Butter abgekühlt ist, vermischst du sie mit dem Mandel- und Kokosmehl, mit der Milch, dem Süßstoff und dem Salz und rührst die Schokodrops unter deinen Keksteig.
Die Teigmasse gibst du mit dem Löffel auf

das Backblech, das du zuvor mit Backpapier ausgelegt hast.
Dann 15 Minuten lang aufbacken lassen.

Schnelle Gerichte

1. Obstsalat (für 1 Portion)

Die Zubereitungszeit für dieses schnelle Gericht beträgt etwa 5 Minuten.
Die Nährwerte verteilen sich wie folgt: 100 kcal/Fett 2 g/KH 18 g/EW 2 g.

Als Zutaten nimmst du:

- 4 EL Erdbeeren
- 3 EL Brombeeren
- 3 EL Blaubeeren
- 1 EL frische Ananas
- 1 EL rote Weintrauben
- ½ grüne Kiwifrucht

Für die Zubereitung wäschst du alle Beeren und Trauben erst einmal gut ab und lässt alles abtropfen.
Die Stiele der Erdbeeren entfernst du vorsichtig und schneidest die Früchte in Hälften.
Die Kiwi schneidest du dagegen in Stückchen, während du die Ananas stückelst.
Nun gibst du alle Früchte zusammen in eine große Schüssel und genießt dein

schnelles Gericht.

2. Salat mit Mangold, Erdbeeren und Ziegenkäse (für 1 Portion)

Die Zubereitungszeit für diese Speise beträgt etwa 10 Minuten.
Die Nährwerte verteilen sich wie folgt: 434 kcal/Fett 39 g/KH 6 g/EW 13 g.

Als Zutaten nimmst du:

- 40 g Erdbeeren
- 150 g Mangold
- 20 g Ziegenkäse
- 8 g Mandeln
- 20 g Nusskern-Mischung
- 2 EL Bio-Leinöl

Für die Zubereitung müssen die Erdbeeren und der Mangold gewaschen werden.
Dann abtropfen lassen.
Den Mangold gibst du auf einen Teller, die Erdbeeren und den Ziegenkäse zerkleinerst du zu Stückchen, die du über den Salat verteilst.
Nun noch Bio-Leinöl darüber träufeln und die Nusskerne unter den Salat mischen.

Fazit

Kein Mensch muss zum Bodybuilder werden, wenn er oder sie Muskeln aufbauen will. Man muss auch nicht zu einem Bodybuilder, um das zu erreichen. **Muskelaufbau ist möglich**, und zwar auch noch im ***fortgeschrittenen Alter***. Und da gilt für ***Männer wie Frauen*** gleichermaßen.

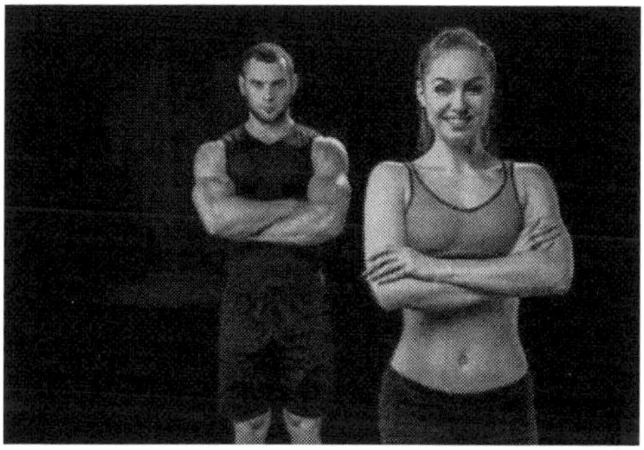

Doch wer sich seiner **Muskulatur** widmen will, muss wissen, dass es einiges gibt, über das man sich informieren muss. Muskelaufbau ist auch ein **individueller Lern- und Entwicklungsprozess**, bei dem es nicht nur darum geht, den ***Energiestoffwechsel*** im Griff zu haben, sondern auch die ***Ernährungsweise*** eine zentrale Rolle spielt.

Die richtigen, weil **gesunden und Muskelaufbau-fördernden Nahrungsmittel** zu sich zu nehmen, ist eine der unverzichtbaren Grundlagen für einen ***effizienten*** und vor allem auch ***nachhaltigen Muskelaufbau***.

Doch anders als bei vielen Diäten muss man nicht vor allzu vielen ***Lebensmittelbeschränkungen*** zurückschrecken. ***Kohlenhydrate und Fett*** sind in gesunden Maßen und zu bestimmten Zeiten erlaubt, ja sogar überaus wichtig für die **anhaltende körperliche Gesundheit**.

Und die **Lebensweise** ist ebenfalls betroffen. Wer seine Muskeln aufbauen will, muss daran denken, auch die eine oder andere ***Lebensgewohnheit*** umzustellen oder ganz darauf zu verzichten. Das betrifft z. B. die wichtige ***Muskelregeneration***, wofür ein ***gesunder Schlaf*** vonnöten ist.

Wer Muskelaufbau betreiben will, kommt

natürlich nicht um **Krafttraining** herum. Das kann im Fitness-Center oder aber zu Hause geschehen. Es gibt viele Anleitungen, wie man selbst seine Muskeln aufbauen kann. Doch ***Vorsicht!***

Anfängern wird geraten, sich die **Meinung eines Experten** einzuholen, bevor begonnen wird. Denn ein **Trainingsplan** muss individuell zugeschnitten werden als ***Alter, Geschlecht und Leistungsniveau***.

Wer nicht über eine gewisse **körperliche Grundfitness** verfügt, sollte diese vor einem intensiven Muskeltraining erst einmal aufbauen. Diese Punkte sollten immer mit einem ***Experten*** abgeklärt werden, bevor die ersten Gewichte gehoben werden.

Muskelaufbau ist ein **Prozess**, d. h. die *Vergrößerung der Muskulatur* muss ***langsam*** angegangen werden. Wer ***übereifrig*** sofort mit hohen Gewichten beginnt, wird wenig Erfolg verzeichnen können.

Wer also Muskeln aufbauen will, muss einige Faktoren bedenken, um zum **Ziel** zu kommen. Die **Kenntnis von den eigenen**

Körperprozessen, von chemischen Stoffen wie **Hormonen**, **Stoffwechselzyklen** wie *Anabolismus und Katabolismus*, von **Nähr- und Vitalstoffen** in den Lebensmitteln und ihre Effekte auf den *Muskelaufbau und Muskelabbau*, sind dabei von großer Hilfe.

Dies liegt in der Tatsache begründet, dass ein **Muskelaufbau**, der nicht spontan, sondern ***planmäßig und vernünftig*** betrieben wird, ein ***ganzheitliches Vorhaben*** ist, bei dem nicht nur der Wunsch, Fett zu verlieren und eine bessere Figur zu bekommen, sondern auch eine umfassende ***Kenntnis einiger lebenswichtiger Prozesse*** im Mittelpunkt stehen.

Literaturverzeichnis

Acker, Frank-Holger, „Biohacking für Bodybuilder, Fitness- und Kraftsportler: Ernährung, Training und Lifestyle“, Independently published (13. Mai 2019).

Delavier, F., „Der neue Muskel Guide: Gezieltes Krafttraining · Anatomie · Mit Poster“, BLV, ein Imprint von GRÄFE UND UNZER Verlag GmbH, Auflage 15. (2. Dezember 2016).

Engert, Rene, „Die SIXPACK Formel: Definierte Bauchmuskeln in Rekordzeit (Sixpack bekommen, Abnehmen ohne Hunger, Fett verbrennen, Muskelaufbau, Stoffwechsel ankurbeln, Fitness, Sixpack Ernährung, Trainingsplan)“, CreateSpace Independent Publishing Platform (28. Oktober 2016).

Eschmann, Julian, „Fitness Kochbuch: 78 gesunde Fitness Rezepte für den Muskelaufbau und effektive Fettverbrennung“, Independently published (26. Oktober 2018).

Esquerdo, O., M., „Enzyklopädie Muskeltraining: Anatomie - Muskelaufbau – Fettabbau", Heel, Auflage 2. (30. März 2010).

Fitness Motivation, „Muskelaufbau: Das Fitnessbuch für Anfänger, wie du durch gesunde Ernährung und Kraftsport optimal Muskeln aufbauen kannst und Fett verlieren wirst", Independently published (11. April 2019).

Fitnz Nation, „Fitness Kochbuch für Männer: Muskelaufbau und Fettverbrennung für Beginner: 99 gesunde Rezepte für einen athletischen Körper - Mehr Muskeln, mehr Kraft, weniger Körperfett durch die perfekte Ernährung", Independently published (8. April 2019).

Froböse, I. Prof. Dr., „Die Beauty-Fitness-Formel: Tag für Tag besser aussehen mit dem Stoffwechsel-Programm", ZS Verlag GmbH, Auflage 1 (5. Oktober 2018).

Groves, Derek, et al., „Krafttraining: Muskelaufbau - Fitness – Gesundheit“, Dorling Kindersley Verlag, Auflage 2011 (23. Januar 2012).

Grow, James, „Fitness Rezepte: Das Fitness Kochbuch mit 50 Muskelaufbau Rezepte, zum Fett Verbrennen und für die Gesunde Ernährung“, Independently published (15. März 2019).

Harder, Brendon, „Das Muskelaufbau Kochbuch: 55 Rezepte aus der Fitnessküche“, Independently published (1. Juni 2018).

Koch, M., A., „Muskelaufbau für Berufstätige - Das Maximal-System: Mit nur vier Stunden pro Monat nachhaltig zum Traumkörper“, Independently published (11. Mai 2019).

Lauren, Marc, „Fit ohne Geräte - Anatomie: Bodyweight-Training lernen und verstehen“, riva (14. November 2014).

Lifestyle Turbo, „Muskelaufbau für Frauen: Stark ist sexy - Straffe deinen Körper jetzt noch leichter und erreiche deine Ziele noch schneller! Inklusive 3 - Tage Trainingsplan“, Independently published (18. April 2019).

Loeffelholz, Christian von, „Ernährungsstrategien in Kraftsport und Bodybuilding: Optimaler Muskelaufbau, beschleunigter Fettabbau, gesteigerte Kraftleistung“, Novagenics; Auflage: 10 (1. November 2009).

Polasik, D., „Fitness-Rezepte - Muskelaufbau und Fettverbrennung inkl. Bilder u. Ernährungspläne: Einfach und gesund kochen zum Abnehmen, Muskelaufbau und zur allgemeinen Fitness“, CreateSpace Independent Publishing Platform (21. November 2017).

Rezepte Profis, „Low Carb Kochbuch: Die 150 besten Rezepte für eine gesunde Ernährung! Abnehmen ohne Hunger und Fett verbrennen am Bauch leicht gemacht (inkl. 30 Tage Diät Ernährungsplan + Nährwertangaben)“, Independently published (10. Januar 2019).

Rix, Nicholas, „Die Wissenschaft des Muskelaufbaus, Muskelaufbau und Fettverbrennung in nur 21 Tagen. Alles, was du über Muskelaufbau wissen musst!“, Independently published (18. Juli 2018).

Schlör, Daniela, „Die Low Carb Bibel: Das Low Carb Kochbuch zum Abnehmen für Anfänger, Berufstätige und Faule inkl. 30 Tage Low Carb Challenge zur optimalen Gewichtsreduktion und Fettverbrennung“, Independently published (20. März 2019).

Stoppani, Jim, „Krafttraining – Die Enzyklopädie: 381 Übungen und 116 Trainingsprogramme für Optimalen Muskelaufbau, Maximale Kraftsteigerung und Fettabbau“, riva (15. Februar 2016).

Haftungsausschluss

Die Benutzung dieses Buches und die Umsetzung der darin enthaltenen Informationen erfolgt ausdrücklich auf eigenes Risiko. Haftungsansprüche gegen den Autor für Schäden materieller oder ideeller Art, die durch die Nutzung oder Nichtnutzung der Informationen bzw. durch die Nutzung fehlerhafter und/oder unvollständiger Informationen verursacht wurden, sind grundsätzlich ausgeschlossen. Rechts- und Schadensersatzansprüche sind daher ausgeschlossen. Das Werk inklusive aller Inhalte wurde unter größter Sorgfalt erarbeitet. Der Autor übernimmt jedoch keine Gewähr für die Aktualität, Korrektheit, Vollständigkeit und Qualität der bereitgestellten Informationen. Druckfehler und Falschinformationen können nicht vollständig ausgeschlossen werden. Der Autor übernimmt keine Haftung für die Aktualität, Richtigkeit und Vollständigkeit des Inhaltes dieses Ratgebers, ebenso nicht für Druckfehler. Es kann keine juristische Verantwortung sowie Haftung in irgendeiner Form für fehlerhafte Angaben und daraus entstandenen Folgen vom Autor übernommen werden. Sämtliche Inhalte dieses Buches sind urheberrechtlich geschützt und dürfen ohne eine ausdrückliche schriftliche Genehmigung des Autors in keiner Art und Weise (elektronisch, in Bild- Ton- oder Sprachform) weiterverwendet, vervielfältigt, kopiert oder in jeglicher Form gespeichert werden.

Urheberrecht

Alle Inhalte dieses Werkes sowie Informationen, Strategien und Tipps sind urheberrechtlich geschützt. Alle Rechte sind vorbehalten. Jeglicher Nachdruck oder jegliche Reproduktion – auch nur auszugsweise – in irgendeiner Form wie Fotokopie oder ähnlichen Verfahren, Einspeicherung, Verarbeitung, Vervielfältigung und Verbreitung mithilfe von elektronischen Systemen jeglicher Art (gesamt oder nur auszugsweise) ist ohne ausdrückliche schriftliche Genehmigung des Autors strengstens untersagt. Alle Übersetzungsrechte vorbehalten. Die Inhalte dürfen keinesfalls veröffentlicht werden. Bei Missachtung behält sich der Autor rechtliche Schritte vor.

Impressum

© Autor: Dennis Koch
Kontakt: c/o AutorenServices.de, Birkenallee 24,
36037 Fulda.

1. Auflage 2019. Alle Rechte vorbehalten

Coverfoto & Grafiken: depositphotos.com | istock-
photo.com | shutterstock.com | fotolia.com
Covererstellung: Mind Media Design.

42483881R00128

Printed in Poland
by Amazon Fulfillment
Poland Sp. z o.o., Wrocław